现代著名老中医名著重刊丛书·《第五辑》

金厚如儿科临床经验集

北京儿童医院　编

肖国琼　金庆荣　李桂茹　整理

人民卫生出版社

图书在版编目（CIP）数据

金厚如儿科临床经验集/北京儿童医院编　肖国琼等整理．
—北京：人民卫生出版社，2008.2
（现代著名老中医名著重刊丛书　第五辑）
ISBN 978-7-117-09588-4

Ⅰ. 金…　Ⅱ.①北…②肖…　Ⅲ. 小儿疾病－中医学临床－经验－
中国－现代　Ⅳ. R272

中国版本图书馆 CIP 数据核字（2007）第 186233 号

现代著名老中医名著重刊丛书

第 五 辑

金厚如儿科临床经验集

编　　写：北京儿童医院
整　　理：肖国琼 等
出版发行：人民卫生出版社（中继线 010-59780011）
地　　址：北京市朝阳区潘家园南里 19 号
邮　　编：100021
E - mail：pmph @ pmph. com
购书热线：010-59787592　010-59787584　010-65264830
印　　刷：北京九州迅驰传媒文化有限公司
经　　销：新华书店
开　　本：850×1168　1/32　印张：6
字　　数：114 千字
版　　次：2008 年 2 月第 1 版　　2024 年 7 月第 1 版第 6 次印刷
标准书号：ISBN 978-7-117-09588-4/R·9589
定　　价：13.00 元

打击盗版举报电话：010-59787491　E-mail：WQ @ pmph. com
（凡属印装质量问题请与本社市场营销中心联系退换）

　　自 20 世纪 60 年代开始，我社先后组织出版了一批著名老中医经验整理著作，包括医论医话等。半个世纪过去了，这批著作对我国近代中医学术的发展产生了积极的推动作用，整理出版著名老中医经验的重大意义正在日益彰显，这些著名老中医在我国近代中医发展史上占有重要地位。他们当中的代表如秦伯未、施今墨、蒲辅周等著名医家，既熟通旧学，又勤修新知；既提倡继承传统中医，又不排斥西医诊疗技术的应用，在中医学发展过程中起到了承前启后的作用。这批著作均成于他们的垂暮之年，有的甚至撰写于病榻之前，无论是亲自撰述，还是口传身授，或是其弟子整理，都集中反映了他们毕生所学和临床经验之精华，诸位名老中医不吝秘术、广求传播，所秉承的正是力求为民除瘼的一片赤诚之心。诸位先贤治学严谨，厚积薄发，所述医案，辨证明晰，治必效验，不仅具有很强的临床实用性，其中也不乏具有创造性的建树；医话著作则娓娓道来，深入浅出，是学习中医的难得佳作，为近世不可多得的传世之作。

　　由于原版书出版的时间已久，已很难见到，部分著作甚至已成为学习中医者的收藏珍品，为促进中医临床和中医学术水平的提高，我社决定将一批名医名著编为《现代著名老中医名著重刊丛书》分批出版，以飨读者。

　　第一辑收录 13 种名著：

　　《中医临证备要》　　　　　　《施今墨临床经验集》

《蒲辅周医案》　　　　　　　　　《蒲辅周医疗经验》

《岳美中论医集》　　　　　　　　《岳美中医案集》

《郭士魁临床经验选集——杂病证治》

《钱伯煊妇科医案》　　　　　　　《朱小南妇科经验选》

《赵心波儿科临床经验选编》　　　《赵锡武医疗经验》

《朱仁康临床经验集——皮肤外科》

《张赞臣临床经验选编》

第二辑收录 14 种名著：

《中医入门》　　　　　　　　　　《章太炎医论》

《舟雪峰医案》　　　　　　　　　《菊人医话》

《赵炳南临床经验集》　　　　　　《刘奉五妇科经验》

《关幼波临床经验选》　　　　　　《女科证治》

《从病例谈辨证论治》　　　　　　《读古医书随笔》

《金寿山医论选集》　　　　　　　《刘寿山正骨经验》

《韦文贵眼科临床经验选》　　　　《陆瘦燕针灸论著医案选》

第三辑收录 20 种名著：

《内经类证》　　　　　　　　　　《金子久专辑》

《清代名医医案精华》　　　　　　《陈良夫专辑》

《清代名医医话精华》　　　　　　《杨志一医论医案集》

《中医对几种急性传染病的辨证论治》

《赵绍琴临证 400 法》　　　　　　《潘澄濂医论集》

《叶熙春专辑》　　　　　　　　　《范文甫专辑》

《临诊一得录》　　　　　　　　　《妇科知要》

《中医儿科临床浅解》　　　　　　《伤寒挈要》

《金匮要略简释》　　　　　　　　《金匮要略浅述》

《温病纵横》　　　　　　　　　《临证会要》

《针灸临床经验辑要》

第四辑《方药中论医集》收录 6 种名著：

《辨证论治研究七讲》　　　　　《中医学基本理论通俗讲话》

《黄帝内经素问运气七篇讲解》　《温病条辨讲解》

《医学三字经浅说》　　　　　　《医学承启集》

第五辑收录 19 种名著

《现代医案选》　　　　　　　　《泊庐医案》

《上海名医医案选粹》　　　　　《治验回忆录》

《内科纲要》　　　　　　　　　《六因条辨》

《马培之外科医案》　　　　　　《中医外科证治经验》

《金厚如儿科临床经验集》　　　《小儿诊法要义》

《妇科心得》　　　　　　　　　《妇科经验良方》

《沈绍九医话》　　　　　　　　《著园医话》

《医学特见记》　　　　　　　　《验方类编》

《应用验方》　　　　　　　　　《中国针灸学》

《金针秘传》

这批名著大多数品种原于 20 世纪 60 年代前后至 80 年代初在我社出版，自发行以来一直受到读者的广泛欢迎，其中多数品种的发行量都达到了数十万册，在中医界产生了很大的影响，对提高中医临床水平和中医事业的发展起到了极大的推动作用。

为使读者能够原汁原味地阅读名老中医原著，我们在重刊时采取尽可能保持原书原貌的原则，主要修改了原著中疏漏的少量印制错误，规范了文字用法和体例层次，在版式上则按照现在读者的阅读习惯予以编排。此外，为不影响原书内容的准确性，避免因换算造成的人为错误，部分旧制的药名、病名、医学术语、计量单位、现已淘汰的检测项目与方法等均未改动，保留了原貌。对于犀角、虎骨等现已禁止使用的药品，本次重刊也未予改动，希冀读者在临证时使用相应的代用品。

人民卫生出版社

2007 年 11 月

前言

　　金厚如老中医从事儿科医疗工作五十余年，积累了丰富的临床经验。金老医师辨证谨严，施治得法，尤其对温热病有较深的体会。金老还根据儿科特点，遵循古方要义并结合个人经验研制成剂量小、疗效高的各种散剂，临床运用三十余年，深受病家与医务人员的欢迎。

　　金老医师在临床、教学方面，严肃认真，一丝不苟，为人称道，也为青年医务工作者树立了榜样。

　　解放后，金老医师目睹新旧中国翻天覆地的变化，喜看祖国医学的新生，决心以自己的余生为中西医结合作出贡献。1975年，金老医师开始总结自己多年的临床经验，写出了儿科特征、八纲方药、24种儿科病经验方以及我院中药协定合剂加减等材料（书中有方剂的计量单位，临证时视病证酌情使用）。惟因年迈体衰，不幸于1977年病逝，终年81岁。

　　为了继承和发扬老中医的宝贵经验，我院党委决定由金老的徒弟、女儿和共事多年的西学中主治医师，在金老遗著的基础上，共同整理编写了这本《金厚如儿科临床经验集》，供临床工作者学习参考。

北京儿童医院

1978年10月

　　祖国医学丰富多彩，它是几千年来我国劳动人民与疾病作斗争的经验总结。对于我国民族的繁衍昌盛和疾病的防治，曾经发挥了巨大作用，在世界医学宝库中占重要的位置。

　　这本经验集，是我们根据金老医师生前讲课随笔以及临床经验心得，加以整理编写而成的。全书共分三部分：①金老辨证心得和临床论治。反映金老医师在辨证、立法、处方、用药方面的见解；②临床医案。反映金老医师实际指导用药的效果，并加学习体会；③散剂运用。记载金老医师三十余年的独特治疗经验。并提供肺炎、消化不良、秋季腹泻的临床观察小结。并附金老医师治疗肺炎发展概况介绍。

　　我们在整理编写过程中，承蒙天津金庆麟老大夫大力协助，并对书稿作了适当的修改和补充，初稿完成后，先后得到河北新医大及中医研究院两位同志的仔细审阅，特此致谢。由于我们水平所限，不妥之处，尚希指正。

余从事儿科临床近五十年，自识才学疏浅，经验有限，加以历年医案十九散佚，骤然总结，难免挂一漏万，失之偏颇。余不揣冒昧，愿将个人偶得，稍加综合，既拟就教于同道，又愿为祖国的医疗卫生事业贡献一点力量。

婴幼儿正处生长发育时期，知识未开，口不能言，或虽能言而不能自述疾苦，故古人称儿科为"哑科"。由于一般小儿服药困难，脏腑娇嫩，用药应力求量少而效宏，味淡而易服。一般婴幼疾患，冬春多呼吸道病，夏秋多消化道病；少数慢性病，如肝炎、肾炎等，则为数不多。在治疗呼吸道疾病中，麻黄、生石膏气薄味淡，为儿科常用良药。但一般人囿于习俗，认为麻黄辛温，惟恐大汗；生石膏性寒，惟恐寒胃。因而医家不敢用，病家不敢服，致使如此良药，在临床上不能发挥其应有的作用。兹就二药性能略述如下：在《伤寒论》麻黄汤的服法中说："温服八合，覆取微似汗，不须啜粥。"很清楚地说明了"覆取微汗"是本方服法的关键，服药后若不"覆盖"，恐难以达到"絷絷微汗"的目的。何况麻黄汤中尚有桂枝温通之助，尚须覆盖取汗。据我多年临床经验，单用麻黄绝无汗出溱溱之象，如不超量使用，亦绝无过汗亡阳之弊。是则麻黄虽为辛温发汗之品，实为发散肺经风寒火郁之主药。生石膏功能解热退烧，有人恐其寒胃，每多煅用，殊不知石膏煅后，失其清凉辛散之性，已无解热退烧之作用。《神农本草经》说："石膏……微寒，……治产乳……。"《神农本草经》明言微寒，绝非大寒可知。何况产后之人气血多虚，尚能用以润阳明之燥，清阳明之热而使乳汁产生，何来寒胃之弊。所以我从临床切身体会，麻黄、生石膏为儿科呼吸道疾患之良药。古人验案历历可见。又如叶天士《三时伏气外感篇》中云："柴胡劫肝阴，葛根竭胃汁"（见《温热经纬》卷三）。此亦叶氏引用先人经验告诫后人，肝阳偏亢者慎用柴胡，胃液亏虚者勿用葛根。叶氏重视前人经验，值得我们学习。如遇肝阴不足者，须用柴胡时，可加芩、连、白芍以护肝阴（俞根初《通俗伤寒论》用鳖血拌柴胡以护肝阴，其法可取）。胃液不足，如用葛根，须佐鲜石斛、花粉、知母以滋胃液，以免胃失濡养，反伤胃气。况人以胃气为本，历代医家都很重视。王孟英用药极为细心，对医家贸然投剂，颇多指责，他说："后世医者多以参、术、黄芪重剂，配合大量地黄常服。初不觉其害，久之气机壅滞，阴分暗伤，造成变症百出者多矣。"这种慎始虑终的精神，在我们临床立法、施方选药诸方面，皆可引以为鉴。上乃一得之见，冀抛砖引玉，姑以代序。

金厚如
1975 年

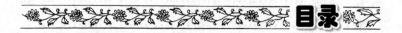目录

第一部分　辨证心得和临床论治

第二部分 临床医案

第三部分 散剂运用

3

6

第一部分 辨证心得和临床论治

这一部分重点介绍金老医师辨证心得、读书随笔、授徒记录以及门诊治疗病例，反映金老平时辨证治疗的思考方法。

一、浅谈《伤寒论》的辨证

中医的辨证论治，具有悠久的历史传统。由于医学的不断发展，人们对疾病的认识与战胜疾病的手段也不断地丰富与提高。故在临床工作中，必须掌握诊查病因的有效法则。至于如何辨证论治，则需在临床辨证中，将四诊八纲紧密结合，审其病因，明其病证，然后结合因证，决定治法，选用古方或今方，并考虑选用适合病情的方药，这样才能收到预期的效果。

中医辨证比较明确而较有条理的当推《伤寒论》。《伤寒论》的方剂、药味简要，配伍和法度谨严，我们应当加强学习和研究它的辨证方法。后世中医学者认为《伤寒论》是一部内容丰富、辨证详明，并有治例实际分析的名著。例如在太阳病篇第一条先谈，"太阳之为病，脉浮，头项强痛而恶寒。"第二条，"太阳病，发热，汗出，恶风，脉缓者，名为中风。"第三条，"太阳病，或已发热，或未发热，必恶寒，体痛，呕逆，脉阴阳俱紧者，名曰伤寒"。第四条，"伤寒一日，太阳受

1

之，脉若静者为不传；颇欲吐，苦躁烦，脉数急者，为传也"。第五条，"伤寒二三日，阳明少阳证不见者，为不传也"。第六条，"太阳病，发热而渴，不恶寒者，为温病……"，此条是桂枝、麻黄禁忌证。以下谈桂枝汤、麻黄汤两方的适应证，《伤寒论》太阳病篇曰："桂枝本为解肌，若其人脉浮紧，发热、汗不出者，不可与之也，常须识此，勿令误也"。又曰："若酒客病，不可与桂枝汤。得之则呕，以酒客不喜甘故也"。又曰："凡服桂枝汤吐者，其后必吐脓血也"。我们必须记住这些条文，因为桂枝汤、麻黄汤的组成以温热药为主，稍一不慎，易出偏差。正如王叔和在《伤寒论》中所云："桂枝下咽，阳盛则毙；承气入胃，阴盛以亡"（见《注解伤寒论》卷二），这是阴阳辨证用药的依据，后人还有以虚实来辨证的。例如有"至虚有盛候，反泻含冤；大实有羸状，误补益疾"之说，明示后世医者在临床工作中应如何掌握辨证用药。中医辨证是根据不同的证状而定治法的，例如桂枝汤证已俱备，而患者平素有喘病，治疗时应加以注意。因为患者得太阳中风证以后，因旧有喘证，须在桂枝汤中加入厚朴、杏仁以治喘，所以《伤寒论》中说："喘家作，桂枝汤加厚朴杏子佳"。又如桂枝汤证俱备，另外又加项背不舒适的阳明经证，那是太阳中风证要传阳明经，但太阳中风证仍存在，那就必须在桂枝汤中加葛根治疗项背不舒适，方名改称桂枝加葛根汤。如患者脉来浮长不缓，面赤无汗，头额疼痛，目痛鼻干，发热项背几几者，为病邪传入阳明经，以桂枝汤加麻黄、葛根，解阳明之表，方名改称葛根汤。因为葛根是阳明经药，所以药随病变，方名亦变。如在治疗中，太阳中风证，传入阳明成腑实证，大便不通，出现腹中大实痛者，不能用承气汤，因为太阳证未罢，那就在桂枝汤中加大黄一味治里证，方名改称桂枝加大黄汤。以上重点的提出桂枝汤加减使用方法。因为桂枝汤是《伤寒论》中第一方，它的加减变化很多，不但治疗外感证，也能治疗虚损证，有较好的培补滋养效果，例如在桂枝汤中倍加芍药，再加饴糖为小建中汤，为培补虚劳证，温中补虚、缓急止痛的效方。在小建中汤方中加黄芪名黄芪建中汤，为治表虚汗多的虚损证。如果在小建中汤方中加当归，名为当归建中汤，治血虚、荣气不足的虚劳证。又如发汗以后，身疼痛，脉沉迟者，在桂枝汤方中加重芍药、生姜，再加人参，名新加汤，这都是在桂枝汤基础上加减而组成的效方。其他变化加减法很多，至于麻黄汤方，仅用麻黄、桂枝、杏仁、甘草四味药，治伤寒脉浮紧，发热无汗，身痛、头疼、恶风寒的表实证。如果在麻黄汤中减去桂枝，名三拗汤，治寒邪闭肺的喘急证。如患者有汗作喘，身热不甚者，为风寒闭郁内热，肺气不宣，当在三拗汤中加生石膏，名麻杏石甘汤。由此可见，方药的或加或减，适应症大不相同。因此我们必须辨证，才能遣方用药。又如服用麻黄汤发汗解表，亦不可令大汗出，在《伤寒论》麻黄汤服法中已经指出，服后覆取微似汗，不须啜粥，在桂枝汤服法中也指出："……温覆令一时许，遍身染染，微似有汗者益佳，不可令如水流漓，病必不除。"故在《伤寒论》中有"太阳病，发汗，遂漏不止，

3

其人恶风，小便难，四肢微急，难以屈伸者，桂枝加附子汤主之。"用附子急救心阳以止汗。《伤寒论》中救逆方法很多。当前一些中医工作者，经常用麻杏石甘汤加味治疗高热不解，或治疗支气管炎及肺炎，或透发麻疹等，效果比较满意。但须根据具体症情，掌握急则治标，缓则治本或标本兼治等治疗手段，这在临床上是十分重要的。

二、辨证法则

张仲景的《伤寒论》，奠定了我国临床医学的基础。八纲（阴、阳、表、里、虚、实、寒、热）辨证法实渊源于此。后世医家经过临床的实践与再实践，在内容方面，不断地得到补充和发展，这对辨析错综复杂的症候群，甚有裨益。现结合个人临床经验，分述如下：

表证：表证发热，宜从汗解，但有虚实之分，例如我们经常用的合剂中的清解一号或清解二号以及肺一号、肺二号等方（见合剂处方），都有发汗解表作用，不过在发热症中，所表现的症状不同，用方必须善于加减。用清解一号治感冒发热无汗症，虽发热而不高，因其无汗须加黄芩 3g，浮萍 3g，薄荷 3g。如用清解二号治感冒发热无汗症，加黄芩 6g，浮萍 6g，薄荷 6g，但以舌苔白微腻为宜，用方中藿香气味芳香，热而夹湿者尤宜。如用咳一号方，治低热咳嗽，加黄芩 3g，浮萍 3g，薄荷 3g。如用肺一号治发热咳嗽气促，无汗者可加黄芩 6g，浮萍 6g，薄荷 6g。病情较重，用肺二号加减法同上。这是我用合剂加药的一点体会，用黄芩解热，用浮萍、薄荷发汗解表，总以达到解表目的为宜。在《伤寒论》中的太阳病，主一身之表，如风寒邪气侵袭太阳经，治疗大法，当以汗法为先，太阳病表证，为无汗、发热、怕风、畏寒、头项强痛、身体疼痛等症。但表证有虚实之分，如上述症状，无汗的为表实，有汗的为表虚，表虚不可用汗法。即使受了风寒，也不能用麻黄汤发汗。只可用桂枝汤解肌。如属表实无汗，表邪较重的，可用麻黄汤发汗；表邪轻的可用麻黄桂枝各半汤小小发汗；如表证时汗出或时无汗者，可用桂枝二麻黄一汤，小汗以和营卫；表邪盛实，其人躁热，可用大青龙汤解表邪兼清里热；如表实有热，而不烦躁者，宜用桂枝二越婢一汤，只须解表即可。

上述的表症不必一一全见，亦不论时间多久，但见头痛、恶寒等一二症时，即可诊断为表症未解，此时虽兼有可下的里症，在治法上亦应先解表，后攻里，必须掌握这一原则，以免下早有表邪内陷之变。

温病初期治法，虽亦用解表除热之法，因伤寒是寒邪，伤人阳气，治法用辛温救阳为主；温病是热邪，伤人阴气，治法用辛凉救阴为急。但温病初期治法，分轻症、平症、重症。轻症用桑菊饮；平症用银翘散；重症用白虎汤。温病的辨证分卫分、气分、营分、血分四层，以分别病邪的浅深，并作为用药的准则。

里证：里证指热邪内结在里，应当用泻下治法。阳明腑病主里，如果病邪结于阳明，出现不大便，怕热喜凉，午后潮热，蒸蒸汗出，口燥舌干，谵语，腹满硬痛等症，统称里证。但里证也有轻重的不同，有属于胃热盛，脾津不运，大便结燥的"脾约症"。有属于"胃家实"，腹满痛、潮热谵语的大承气汤症。还有胃燥不和，发生腹胀满，心烦谵语的调胃承气汤症，应根据不同症状及轻重程度，选择泻下诸法，切忌病轻药重损伤正气。

伤寒和温病用药有辛温和辛凉的不同。但是伤寒表不解，不可攻里。这是应予恪守的原则。如果表未解，就用攻泻药，有可能产生一些变症，例如痞满与结胸两症都是因为表未解、早用攻下药造成的。故须待表解后，再用攻下药，这是伤寒治法应予遵循的。温病用攻下药，就不像伤寒病那样严格，为什么呢？这是因为伤寒是寒邪伤人阳气，如果早下，损伤了阳气，就损害了抗病机能，易使病邪内侵；温病是热邪伤人阴气，如热邪耗伤阴气，就伤耗了滋养身体的津液，能使病情加重。有时虽有表症，也可早用下法，这是两种不同的治疗规律。在中医界流传已久的"伤寒下不厌迟，温病下不厌早"，就是这个道理。

阴证：阴证的特点，患者身体沉重，懒于活动，这是因为阴气盛、而阴又主静的缘故；呼吸气短，出气发凉，是由于阳气虚寒；目不了了，视物不清，神气短少，欲睡嗜卧，则是阴寒太盛，阳气郁而不伸所致；面色不红，四肢厥冷，手足指甲发青，为阴寒见之于外的症候；呕吐下利清谷，小便清长，则是阴寒的内症。

至于阴证的治法，首先应辨明三阴见症。凡是手足自温，腹满而吐，下利较重，属于太阴病的用理中汤。脉微欲绝，下利清谷，手足厥冷，属于少阴病的用四逆汤。呕吐涎沫，头痛、巅顶疼或下利腹痛，属于厥阴的用吴茱萸汤。

温病中阴证较少见，吴鞠通《温病条辨》上焦篇："寒湿伤阳，形寒脉缓，舌淡或白滑，不渴，经络拘束，桂枝姜附汤主之。"中焦篇："自利腹满，小便清长，脉濡而小……法当温脏……加减附子理中汤主之。"下焦篇："湿久伤阳，痿弱不振，肢体麻痹，痔疮下血，术附姜苓汤主之。"这就说明不论伤寒、温病，治法之宜凉宜温，当依据临床辨证而定。

阳证：阳证的特点，患者的身体动转轻便，肢体不感觉沉重，这是阳气充盛的表现。而阳又主动，气高作喘，口鼻出气发热，这是由于阳盛气逆，邪热上炎所致。有些患者，目光了了，视物分明，精神亢奋，不思睡眠，又属阳气有余，动而不藏。也有视物不清的，但必有目赤、眼眵稠粘的热象，这和阴证视物不清有别。另外阳症还有周身发热，颜面及口唇手足指甲呈现红色等阳热之色，以及心烦口渴，小便色红，大便不畅等阳热郁结于里的症候。

关于伤寒阳证的治疗，凡表实无汗，可用三黄石膏汤两解热邪；里实不大便者，选用三承气汤泻其热结；如表里不实，而又热盛不退者，可用白虎汤或用黄连解毒汤清其热邪。在温病中阳热耗伤阴分之证较多，如发热高，汗不多，大便干，烦躁，谵妄，用凉膈散，两解表里热邪。如有上述症状而大便不实者，以凉膈散减硝、黄加生石膏、桔梗，名清心凉膈散，清除膈中无形热邪。如热邪炽盛，耗烁营阴，气血两燔，脉数舌绛，烦扰不寐，邪热伤耗营血者，用加减玉女煎，既发血中之表，又有养阴之效。如热邪深入，出现大便干结的里证，又有喘促不宁，痰涎壅滞，右寸脉实大有力，为肺气不降，用宣白承气汤。如果阳热较甚，内闭心包，神昏舌烂，口渴引饮，用牛黄承气汤，开闭泄热。

虚证：在病证方面有表虚，里虚，亦有虚中夹实者，临症当予详辨。如患者体虚，于感邪后，要根据症状的轻重缓急加以分析。如果患者恶寒，肢凉，泄泻，腹痛喜暖，口淡，系素体阳气不足，胃肠机能衰减，须从整体出发，急则治标，缓则治本；如更有健忘，精神短少，胃纳不佳者，为心脾不足，当加养正、健胃扶元之品。至于气血阴阳之辨别，气虚多为阳虚，血虚多为阴虚。在治疗方面，补气药多能补阳，补血药多能补阴，因为虚的情况不同，用药有所区别。表虚人运用汗法和里虚人运用下法，均不能太过，中医文献中有大汗亡阳，大下亡阴的诫语，不可忽视。

虚证的用药选方，亦宜斟酌而定。如气虚胃弱，精神短少，用四君子汤。如胃纳不佳，或有轻度腹满，可加陈皮，名异功散，健胃行气除满。如气虚有痰，舌苔微腻，再加半夏，名六君子汤，补气燥湿祛痰。如胃气虚寒伴有作呕，加木香、砂仁，温中健胃缓痛，名香砂六君子汤。如血虚不调，四肢痠倦者，用四物汤养血和肝。如血虚有热，胃中痞满者，去原方中熟地，改用细生地，或用砂仁1～2g拌捣熟地。如气血两虚，精神不振，四肢无力，胃气不佳，宜四君、四物合用，气血双补，名八珍汤，虚甚者，再加黄芪、肉桂，名十全大补汤。如属表虚，可考虑用桂枝汤加减；里虚者，可酌用增液汤或增液承气汤。

实证：辨别虚实，对预测病势的进退或机体抗病力的强弱，有重要的意义。如一个人的阳气偏盛，其阴分必偏虚，在气候正常情况下，可能不发病。若气候反常或有传染病流行，发病的可能就比较大。故在《灵枢经·百病始生》中有"邪不能独伤人。此必因虚邪之风，与其身形，两虚相得，乃客其形"。由于人体的阴阳失却平衡，给外邪侵袭造成机会。

实证的治疗，如表实无汗，恶寒喘促或头项强痛者，用麻黄汤发汗解表。若伤寒无汗，脉浮紧，独尺脉迟（荣气不足，血少）者，不可用麻黄汤发汗，否则易出现四肢拘急，恶风，汗漏不止，小便难等症，须用桂枝加附子汤救逆。这是误治的变症。里实不大便，而无表邪者，可用承气汤通便攻里。大承气汤的主症，以痞、满、燥、实、坚五者为主。五症不全，宜先服小承气汤，转失气者，为里症已实，方可用大承气汤攻下。如阳实热盛，汗多邪不解者，用白虎汤，解热救阴，必须以不恶寒，但发热，口渴，心中烦，大热自汗，脉洪大为主症。脉不洪大者，可酌加人参。里实寒盛者，可用温法（参考阴症治法），但对温燥药则须慎用。

寒证：寒证的发病原因，可分为内因和外因两方面。外因的寒，指外感寒邪；内因的寒，指人体内部的阳气不足，抗病机能衰减，而产生一系列内寒见症。例如伤寒的麻黄汤症，恶寒体痛呕逆，脉浮紧，是寒邪伤人阳气，用麻黄汤辛温法，发汗散寒、解表救阳为主。

又如腹痛下利清谷，口中不干不渴，用理中汤温中散寒，急救中阳衰沉。另有素体阳虚气弱，胃气不足者，于患病时期，尤当兼顾胃气，否则难以获得良效。因为人体的偏阴偏阳，或虚或实，在患病时都能反映出来，胃气不足的患者，更能影响治疗效果。

寒证的治疗方法，如寒证表实无汗，用辛温发汗散寒的麻黄汤。里寒腹痛便溏，喜暖肢冷者，用理中汤温中散寒。或有中虚神疲，胃痛懒食，大便不实者，用香砂六君子汤培补中阳。如呕吐腹痛下利者，用附子理中汤以健脾安胃扶阳。总之，寒证的治法多和阴证、虚证有相似之处，可以参照研究。

热证：热证的发病开始，多是阳强热盛。而阳热盛，容易伤耗阴分，故治疗热证，不但要泻阳之有余，同时也要考虑阴分有无不足。《素问·通评虚实论》指出："邪气盛则实，精气夺则虚"，这说明邪气盛的是实邪，病势容易发展；如患者的精气虚耗，则难以抗邪。在复杂的症候中，要抓住热证的特点加以治疗，如口渴喜饮或喜凉恶热，烦躁面红，舌苔黄干，小便短赤，大便燥结，脉来洪数，或伴有高热，可以断为热证。但疾病往往是错综复杂的，如热证口渴，唇干，大便闭结，脉滑数，而手足反见厥冷的，这是真热假寒；如果误认为寒证，而用温热药，就容易发生变化。

热证之属热盛阳盛者，当治阳之有余为主，如发热汗多，烦渴引饮，脉来洪大者，用白虎汤，如具上述症状，而脉来浮大中空见芤象者，为正气不足，需用白虎汤，必加人参以扶元养正，以免辛凉太过损伤正气，如患者有恶寒，就不能用白虎汤。如果发热无汗，大便闭结，用凉膈散，为表里两解之法。或气血俱热，症见烦扰不寐、舌绛脉数者，用加减玉女煎，气血两清。更有热盛逼阴症，用急下救阴之法，虽有大便不实或大便稀，亦应以泻阳救阴为急务，在《伤寒论》少阴病篇中三急下症，就是很好的例子，目的是泻热解邪，并非通大便的治法。温病为热症，热邪在卫分、气分的比较轻浅易治，入营入血，则较深一层，临床见夜寐不安，烦渴面赤，同时有神昏谵语，目常闭不开，虽脉有虚象，应治以清营汤，解热透邪开窍，如兼有邪闭心包，神昏舌短，内窍不通，饮不解渴者，防有内闭外脱之变，急用牛黄承气汤，清热醒脑，开闭通窍等法。

三、关于张仲景使用麻黄、石膏的心得

仲景治病，重视辨证，其立方选药，法度森严，有是症便用是药，丝丝入扣，一丝不苟。盖《伤寒论》以风寒袭表之太阳证为全书之始。实以太阳膀胱主表，太阴肺亦主表，风寒阴邪感之入太阳，故以麻、桂为主药。若化热入里，肺胃大热，烦热而喘，热邪在肺者。仲景每用石膏以佐麻黄。然麻黄辛温何能用于化热之症。《本草纲目》记载："麻黄乃肺经专药，……虽为太阳发散之重剂，实发散肺经火郁之药也"。该书又说："石膏寒凉能肃西方金气，乃泄肺热肃肺气之剂。"殊不知麻黄与石膏同用善于发泄郁热，有汗者可用，无汗者亦可用。试观"伤寒表不解，心下有水气，干呕发热而咳"（《伤寒论》太阳病篇），为小青龙汤证，若加"上

气烦躁而喘"即变为小青龙加石膏汤证。又如大青龙汤之不汗出而烦躁,白虎汤之烦渴大汗出,竹皮大丸之中虚烦乱等证,可见石膏为烦躁而设。《伤寒杂病论》中用石膏者计有十七方,亦有不因烦躁而用者。烦躁之因不一,非石膏所能尽愈,若化其暴盛之阳,解其内聚之邪,如"咳而上气,肺胀而喘"之越婢加半夏汤;"膈间支饮,其人喘满,心下痞坚"之木防己汤;"汗出而喘,无大热者"之麻杏石甘汤,是石膏因喘而设也。但喘有虚实之分,实者必邪入于肺,热盛于中,肺气被迫而上逆者,方为石膏之适应症。石膏寒凉而清润,宜乎其治渴,而《伤寒论》、《金匮要略》二书用石膏之方,言渴者不多,若不渴而用之,是否有当?殊不知石膏善清六淫所化之邪热。故仲景用石膏之十七方中,与麻黄合用者十方,与桂枝合用者八方,与知母合用者三方,与人参合用者三方,与防己合用者一方,与白薇合用者一方。总之石膏是因热而设。其热之来,或因风邪壅遏,或因水饮郁蒸,或因寒郁所化,皆石膏之所主,惟阴虚生热者,非石膏所能治。惟竹叶石膏汤之欲吐,竹皮大丸之呕逆,皆用石膏者,实系因热致虚,因虚气逆,以致呕吐。若郁热之气解,虚逆之气平,则呕吐自止,并非石膏能治呕吐。

再论麻黄得石膏化辛温为辛凉,虽发散而力不猛,此言虽不常见,然以麻杏石甘汤之"汗出而喘",越婢汤之"续自汗出,无大热者",可以证之。麻黄之以石膏为用,所以从阴通阳也。然阳化于阴,其原不一,配伍亦不同。有因寒凝者,有因热壅者。寒凝者须佐以桂枝，热壅者仅配以石膏。麻黄之能发热解表，必须桂枝辛温之相助，否则其发散之力极微。除发散作用外，尚有定喘镇咳，通利小便等作用。所以因于寒，必佐桂枝以发汗，即《素问·生气通天论》所谓"体若燔炭，汗出而散"。若因于热者，乃阳气过盛，非泄热不可，不泄其热，恐阴反受劫。故伍石膏以泄热，更用麻黄以通阳，便阴阳调和以趋平复。此乃用石膏以助麻黄。故用小青龙加石膏汤、厚朴麻黄汤、越婢加术汤、越婢加半夏汤、文蛤汤，其禁忌较之大青龙汤，麻黄汤松而宽。如麻杏石甘汤、越婢汤有汗亦可用之，可见其汗乃阳盛之加于阴，非阴阳相交而成，亦非营弱卫强所致。此外又有《千金》越婢加术汤治"肉极，热则身体津脱，腠理开，汗大泄，厉风气，下焦脚弱"，此肉极热而汗多，必将津脱，津脱表虚，风热入荣为厉。《素问·风论》云："厉者，有荣气热胕。"风寒入荣即为厉风。今热盛于内，迫津外泄，若汗大泄而恶风，当须防其亡阳，因加附子。故麻黄、石膏并用治汗出，泄其内热则汗自止，此即麻黄、石膏通阳泄热之用也。饮根于水，热生于火，水火不能相容，何能合而为患，盖人受寒邪束于肤表，阳气被郁，从而化热，太阳寒水之气，即从热化，化热之后，不复而寒。若饮家素有水饮内停，复有外感所化之热，水饮与热相搏，当有表里、轻重之分。如《金匮要略》记载："风水，恶风，一身悉肿，脉浮而渴，续自汗出，无大热，越婢汤主之"。此风热在表，胃热蒸里。故用麻黄通阳散表，石膏辛寒清里。又"吐后渴欲得水而贪饮者，文蛤汤主之。兼主微风脉紧头

13

痛"。吐后之渴，恣饮无度，是水饮挟热证，故用文蛤汤上发汗而下泄热。《金匮要略》云："里水，越婢加术汤主之"。此里水而有里热，故仍仿越婢法，麻黄通阳达表，石膏辛寒清里，加白术培土以制水，俾阳行水去，以免水邪泛滥、留滞脏腑而贻患。又曰："咳而上气，此为肺胀，其人喘，目如脱状，脉浮大者，越婢加半夏汤主之。"此属热饮逆于上。又曰："膈间支饮，其人喘满，心下痞坚，面色黧黑，其脉沉紧，得之数十日，医吐下之不愈，木防己汤主之。"此水饮留于中之治。逆于上者比于表，故用麻黄；留于中者比于里，故不用麻黄。而石膏皆不可缺者，何也？《方函口诀》云："半夏伍石膏时，有破饮镇坠之效，与小青龙汤加石膏、厚朴麻黄汤等同功"（《皇汉医学》卷一）。但证非虚寒，非石膏不能为力。但服木防己汤，邪虚症轻者可愈，若邪实症重者三日可复发。复发则去石膏加茯苓、芒硝。何以邪实去石膏反不去人参？缘水饮结实，非石膏所能为力，况得之数十日，医复用吐下法，病久而正虚，必赖人参扶正以运邪，加茯苓以利水道，芒硝以通腑滞，俾膈间水饮由胃下走大肠，一泻无余。

桂枝辛温，白虎辛凉，二者有天渊之别，安可兼用，况《伤寒论》中，有表不解者不得用白虎之禁，若欲兼用之，必待表解之后，况白虎汤证必脉大、汗出、烦渴欲饮水，三者兼备。王叔和云："桂枝下咽，阳盛则毙。"今诊其脉如平，知其阳热不盛，但身无寒但热，是属阳明证，理应用白虎。然骨节烦疼，是为太阳证，故加桂枝，此以桂枝轻宣太阳之气，复以白虎泄阳明之热。此仲景据症用药，颇有深意。

四、闭证与脱证

（一）闭证

大凡邪来迅速，直传心包，乃有内闭神昏之候；或热传胃腑与浊滞相合，多令谵语神昏，烦躁不知所苦，间有神清而能自主者，梦寐亦多不安，或闭目即有所见，有所见即谵妄。湿与热最能昏人神智，若湿邪偏甚，则熏蒸膈中，蒙闭心包，神识昏沉如醉如痴，嗜睡懒动，渴不多饮，好向壁卧，闭目不欲见光明，宜芳香化浊，辛淡宣气（青蒿、佩兰、白蔻仁、杏仁、连翘、滑石、郁金、鲜石菖蒲、生薏仁、绵茵陈），使气行浊化，如拨去云雾见青天，此即湿蒙之治法也。若热邪传营，舌色必绛而无苔，其有舌绛而中兼黄白苔，及似苔非苔者，此气分遏郁之热，非血分也，宜用辛润达邪、轻清泄热法，最禁苦寒冰伏，因阴柔滋腻易致气分之邪遏伏内陷。若纯绛无苔，其有不因冰伏而舌纯绛鲜泽，神昏者，乃邪传包络，宜犀角、鲜生地、黄连、银花、连翘、郁金、鲜石菖蒲、竹沥、姜汁等味，清化之中佐以辛润开闭。若舌色紫暗，扪之若湿，乃其人胸膈中素有宿瘀与热相搏，宜犀角、鲜生地、丹皮、丹参、赤芍、郁金、花粉、桃仁、藕汁等，凉血化瘀；否则瘀热为患阻遏机窍，逆变如狂。发狂之证亦有夏令新受暑热，昏迷若惊，此为暑厥，即热气闭塞孔窍所致，其邪入络，以牛黄丸、至宝丹芳香开窍可致神苏。后当用清凉血分药为主，如连翘心、竹叶心、元参、鲜生地、银花、绿豆衣、麦冬之属，此证初起大忌风药，暑火之邪得风药则更炽盛。致闭原因，大致有以下三种情况。

1. 热邪入营，逆传心包而闭。由于热闭者，脉必沉实而数，有力者为实热，濡数者为暑热。

2. 痰因火动蒙蔽神明而闭。由于痰闭者，脉必滑大。

3. 湿热熏蒸，上蒙心包而闭。由于湿蒙者，脉必濡数或软弱无力。

（二）脱证

喻嘉言《寓意草》："夫人生之阴阳，相抱而不脱，……故阳欲上脱，阴下吸之，不能脱也。阴欲下脱，阳上吸之，不能脱也"。人病则阴阳偏盛，偏盛至极则脱，然脱有上下之分。喻氏又云："上脱者，妄见妄闻，有如神灵……身轻快而汗多淋漓；下脱者，不见不闻，有如聋聩，……身重著而肉多青紫。"阳者亲上，所以汗多亡阳也；阴者亲下，所以下多亡阴也。故回阳之中必佐阴药（真武汤重用白芍其义显然），摄阴之中必顾阳气（生脉散之义可见），务使阳潜阴固，不致有偏胜之虞，至于内闭外脱之症，乃由脏腑之窒塞，而不尽关于元气之虚脱。

（三）汗下清消后大虚将脱之证

原因：①过汗误汗以致自汗不止，有亡阳气脱之虞。

②消伐攻下太过，下泄不止以致阳脱。

③寒凉药伤及脾胃，或食减下利，可致脾阳下脱。

症状：误汗气脱者，自汗不止，四肢厥冷，面色苍白，气少息促，二便通利，神识困倦，昏蒙似寐非寐，呼之不应。

妄下阴脱者，心中懊恼，起卧不安，下泻不止，神志昏沉，肢冷息微，语不接续，如痴如迷，舌色淡晦，少神。

凉药太过，脾阳下脱者，不喜食物，下利清谷及脓血或漏底不止，肢体厥凉，面色淡白，舌色淡红，无神，动则汗出，独语如见鬼神，声颤无力，喜向外卧，似寐非寐，呼之不应，以上三症皆属大虚将脱之症。

脉象：气脱者，脉必沉细而软弱；阳脱及脾阳脱者，脉必沉伏或微弱无力。若脉阴阳俱盛，重按无根，大汗出，为正已脱，顷刻有致命之虞。脉至乍疏乍数者为脾败，阴阳散乱者亦死，凡大虚欲脱之症，脉浮而洪，汗出如油，喘而不休，水浆不下，形体不仁，乍静乍乱，五脏之气皆脱，命根已绝。然未知何脏先绝，若喘而汗出润发，喘而不休者，此为肺绝。阳反独留，形如烟熏，直视摇头者，此为心绝。唇反青，四肢冷汗，舌卷囊缩者，此为肝绝。环口黧黑，柔汗发黄者，此为脾绝。溲便失遗，狂言，目反直视者，此为肾绝。

治法：误汗气绝，凡过汗自汗不止者，宜用桂枝参芪煎（桂枝、太子参、生芪、白芍、白术各 6g 醋炒）。若仍不止，凡有亡阳者宜用固汗玉屏风散（生芪、生白术、防风、煅牡蛎各 9g，浮小麦 6g，麻黄根 12g，醋炒五味子 3g）。阳虚自汗脉沉细者，宜用回阳正气饮（人参、附子各 3g，生芪 9g，生白术、当归、枣仁各 9g，炙甘草 1.5g，麻黄根 6g 醋炒）。

妄下阴脱，凡伤寒温病攻之太过，脾胃受伤，心中懊憹，起卧不安，泄泻不止者，宜用举陷参术煎（文元参、黄芪各6g，炒白术、茯苓、陈皮、升麻、柴胡各3g，炙甘草2.5g，泽泻6g，姜、枣、灶心土引）。

寒凉过剂，伤脾损胃，下利清谷及下脓血，漏底不止者，宜用固下人参煎（党参、炒白术、附子，煅龙骨，肉果霜各4.5g，诃子、炮姜、木香各3g，陈粳米、大枣引）。

（四）邪陷正虚、内闭外脱证

伤寒温热已经汗、下、清、透后，内伤气血精神，其人由倦而渐昏，由昏而渐沉，此乃大虚将脱，邪热乘虚而内陷之兆。

症状：舌红燥起刺，欲伸无力，神昏谵语，鼻息气短，手足厥冷，烦躁不得卧，冷汗自出，扬手掷足，大便闭，在男孩则囊缩。叶天士《温热论》云："或平素心虚有痰，外热一陷，里络就闭……"，故昏厥发惊，若不急开其闭或开闭不得法，则致肺气与心气不得相传，接而其人肤冷汗出，躁扰不卧，脉细而疾急，便为气脱之证矣。

治疗：急救之法，宜先开其内闭，固其外脱，如叶氏加减复脉汤去薏仁、杷叶，加芪皮。五味子方（炙草、燕窝各3g，贡阿胶1.5g，鲜生地12g，麦冬9g，吉林人参1.5g，北沙参9g，绵芪皮4.5g，五味子1.5g，南枣仁2枚），或酌情调入王氏牛黄清心丸或神犀丹亦可。

（五）热深阳郁外闭内脱证

凡伤寒温病多由兼风兼寒之候，不先祛风散寒以解表，早用苦寒直降，致表不解而邪反陷入内。外闭者，邪束阳郁之谓；内脱者，阳盛阴涸之谓。

症状：目眦赤或球结膜充血，鼻干，唇红燥，耳聋心烦，渴喜凉食，舌苔黄黑而燥，小便黄赤涩痛，大便黄黑稠粘或溏泻极臭或下鲜血，或下时肛门热痛，胸至少腹热甚，按之灼手，一身肌表反不发热，虽然亦微恶寒无汗，反欲拥被向火，甚则四肢厥冷，指甲青紫。

治法：先宜轻扬发表解其外，而外不闭，如邵氏热郁汤（清·邵登瀛《四时病机》方：薄荷 3g，连翘、姜皮、黄芩、焦栀、郁金各 6g，甘草 1.8g，鲜竹叶 20张）以散热存阴救其内，而内不脱。如竹叶石膏汤加减（生石膏 1.5g，薄荷、荆芥、蝉衣、牛蒡子、生葛根、知母、麦冬各 4.5g，生草 6g，元参、鲜西河柳各 6g，竹叶 20 张，冬米 9g）。

按：内闭外脱或外闭内脱是表示邪正交争的极期，由于心包被邪热蒙蔽，机体抗病能力逐渐衰减，邪正交争，导致内闭外脱。另一方面，邪热壅闭于表，正气衰竭于内，所谓"邪不达，而正已夺"。如外不得汗解，则阳邪炽盛，热毒内窜，耗烁阴液，邪气内陷，阳盛阴涸，造成外闭内脱。

五、肺炎证治之我见

中医所说的肺，是指整个呼吸系统而言，所以肺炎包括在中医风温病范畴之内。因为风温病实际上就是肺系温病。风温不仅包括肺炎一病，其他如上呼吸道感染、气管炎、支气管炎，以及小儿毛细支气管炎等病，临床见证同于风温者，均属此种类型。故叶天士有"温邪上受，首先犯肺"之说。

肺炎是现代医学病名，除全身症状外，咳嗽、气喘、黏痰均属肺脏病变，现将中医对咳嗽、气喘的病因病理，简介如下：

《素问·咳论》云："皮毛者，肺之合也。皮毛先受邪气，邪气以从其合也。其寒饮食入胃，从肺脉上至于肺则肺寒，肺寒则内外合邪，因而客之，则为肺咳，"这是说皮毛所受的外邪是风寒，胃所受的内邪是寒饮食，外内之邪相结合，促使肺脏发生咳嗽。所以《诸病源候论》又有"形寒、寒饮伤肺"之说。《景岳全书·杂证谟》总结咳嗽的原因主要有两种，他说："以余观之，则咳嗽之要，止惟二证，何为二证，一为外感，一曰内伤而尽之矣"。戴元礼《证治要诀》说得更具体，戴氏指出："咳嗽为病，有自外而入者，有自内而发者。风寒暑湿外也，七情饿饱内也。"由此可知，咳嗽的原因不外乎外感和内伤。小儿肌肤娇嫩，抗病能力不足，临床所见以外感咳嗽较为多见。

咳嗽是肺炎的早期主要症状之一，病变在肺，但《素问·咳论》又说："五脏六腑皆令人咳，非独肺也。"说明咳嗽是一个全身疾患，须从整体观念来认识。但陈修园《医学三字经》说："咳嗽不止于肺，而亦不离于肺。"由此可见，咳嗽虽属全身疾患，但如肺脏未受病邪影响，是不会产生咳嗽的。

肺炎的另一个主要症状是气急喘促。在肺炎病变过

20

程中，造成喘促的原因很多，风温既然是外感温病，我们仅就外因的喘症加以分析：《灵枢经·五邪》："邪在肺，则病皮肤痛，寒热，上气喘，汗出，咳动肩背。"又如《素问·太阴阳明论》云："犯贼风虚邪者，阳受之；……阳受之则入六腑，……入六腑则身热不得卧，上为喘呼。"指出在自然气候的变化下，外邪对肺的影响。《丹溪心法》认为："调摄失宜，为风寒暑湿邪气相干，则肺气胀满，发而为喘"，就是说由于调摄不当，感受风寒之邪，内迫于肺，使肺气不得宣通肃降，故而发生喘促。中医对喘症又有虚实之分。从儿科的临床分析，小儿所患，实喘多而虚喘少。所以张介宾说："实喘之证，以实邪在肺也，肺之实邪，非风寒即火邪耳"（见《景岳全书·杂证谟》）。《诸病源候论》认为："肺主于气，邪乘于肺则肺胀，肺胀则气管不利，不利则气道涩，故气上喘逆"。综合以上所述情况，实喘的发生，外邪客肺是主要原因，外邪入肺则伤津化痰，阻塞气道，气道干涩，呼吸不利，因而产生气急喘促。

最后说痰，痰是呼吸道分泌的病理产物。《内经》中有饮无痰。其区别是稠者为痰，稀者为饮，饮在热邪的烧灼下才能浓缩为痰。陈修园《医学从众录》说："痰之成，气也，贮于肺。"所以"祛痰"是治疗肺炎所必用，否则可以使病程延长。

从现代医学观点来看，肺炎多属下呼吸道感染。一般正常人的呼吸道中经常都有致病的细菌存在，然而大多数人并不发生疾病。唯有在呼吸道上皮细胞抵抗力降低的时候，这些寄存的细菌，才能乘虚而发病。造成呼

21

吸道上皮细胞抵抗力降低的原因很多，其中主要原因是外感，也就是中医所说的外因——外感六淫之邪。

外感一般人认为多系外感风寒。但叶霖说："夫太阳膀胱主表，太阴肺亦主表。风寒阴邪感之入太阳，风热阳邪感之入太阴，斯即阴阳互根之理也。人身躯壳数层，皮肤、肌腠、经脉、脏腑而外已。外邪初入，先伤卫外之气，继则渐伤营血。是由肤腠而及经脉、脏腑也，无论风寒风热，其治虽殊，其义则一"（见叶批《温热经纬》卷二）。这说明肺感外邪多系风热。所以叶天士有"风温肺病，治在上焦"之说。陈平伯指出："风温为病，春月与冬季居多，……春月风邪用事，冬初气暖多风，故风温之病多见于此，但风邪属阳，阳邪从阳，必伤卫气，人身之中，肺主卫，又胃为卫之本。是以风温外搏，肺胃内应；风温内袭，肺胃受病。其温邪之内外有异形，而肺胃之专司无二致。故恶风为或有之证，而热渴，咳嗽为必有之证也"（见《温热经纬》卷四）。由是可见，肺炎系由外感风温所诱发，多由外邪未解，风温内袭所造成。从临床角度来看，小儿所患以支气管肺炎为多。原发病除麻疹、白喉、百日咳外，极大多数继发于上呼吸道感染。起病多在原发病消失或原发病尚未完全消失就转为支气管肺炎，其特征是以体温重新升高，咳嗽加剧，多粘痰，呼吸急促，脉搏加快，继之以呼吸困难，鼻翼煽动，多呈弛张热型。

临床辨证要分清表里、风寒、湿热、痰浊、阴伤、燥伤、虚实等，治疗宜辛凉，禁用辛温，固温邪多伤人之阴，虽有挟湿兼痰之证，总宜凉润之法。而阴伤肺燥之症，喻嘉言《医门法律》曾指出《素问·生气通天论》中："秋伤于湿，上逆而咳"，为"秋伤于燥"之误，并谓："诸气膹郁之属于肺者，属于肺之燥。"后人虽亦有驳之者，然肺燥咳嗽与气燥咳嗽之燥，及人体津液伤损，均有密切关系。故凡热甚伤津及过汗、过下阴虚者，皆可致肺燥而发生咳嗽。此外尚有脾虚痰饮，肾气不摄之呼吸急促，在临床均属常见。至于小儿发热不解，因热毒稽留，最易损耗津液，外邪不解，内有痰浊留滞。热郁于肺，聚热不散，气血凝滞，蓄而成脓者，亦不少见。

叶天士针对风温病的原因及症状，提出了治法。盖风温初起，邪郁肺卫，卫气被郁故发热；风为阳邪，其性轻扬故汗出；肺气被郁，失其宣通肃降之功，故咳嗽喘促；风温均属阳邪，津液由阳热蒸化为痰，不能上润，故口渴。所以叶氏提出首用辛凉清肃上焦，故以薄荷、连翘、栀皮辛凉解表，牛蒡子、桑叶宣肺疏风，象贝、沙参、蒌皮、花粉清解肺热，肃降肺气，以收化痰止咳定喘之功。色苍体瘦之人，阴液多不足，热甚伤津而多烦渴，故用石膏、竹叶辛寒清散以解热救津。若风热郁于肺胃，内闭营阴，风热之邪从血络外达，多出痧疹。此痧疹乃风热外透现象，亦当宗守此法。若日数渐多，邪不得解，恐风温有化火之势，芩连凉膈亦可假手一用。至热邪逆传膻中，神昏目瞑，鼻窍无涕洟，诸窍欲闭，已成昏厥之势，当急用至宝丹、牛黄清心丸芳香开窍（热盛者，与泄热通络之汤剂；痰盛者，与清神涤痰之汤剂合用效果更佳）。病减后，如余热不净，只以

23

甘寒清养胃阴即可。

中医治疗肺炎的常用方剂以及适应症选列于后：

1. 叶氏方：

牛蒡子 9g　薄荷 6g　桑叶 9g　象贝 9g　北沙参 6g　花粉 9g　栀皮 6g　蒌皮 9g　连翘 6g

按：此方用于肺炎初期，表邪尚在，阴分不足，咳嗽有痰者宜。

2. 麻杏石甘汤：

麻黄 3g　杏仁 6g　生石膏 18g　甘草 3g

按：肺炎汗出而喘无大热或有大热者，均可运用。该方为辛凉法，加入羚羊角则为麻杏石甘加羚羊角汤，主治肺炎惊厥。若见昏迷抽搐，或用上药，病情仍重、热不退者，于上方加犀角 1.5g，牛黄 1.5g，竹茹 3g，桔梗 3g，鲜生地 15g，为麻杏石甘加犀角汤。

3. 罗氏清肺汤：

桑叶 9g　竹叶 6g　连翘 9g　双花 9g　鲜芦根 15g　丹皮 6g　骨皮 6g　杏仁 6g　川贝 6g　绿豆 12g　栀皮 6g　黄芩 6g

按：主治肺炎发热咳嗽喘促，舌绛口干，痰稠、恶热、有汗、脉数者，为清热化痰养阴法，是气血两清之方剂。

4. 华实孚肺炎方：

吉林人参 2.4g　生石膏 6g　象贝 9g　杏仁 6g　紫菀 4.5g　炙桔梗 3g　炒麦芽 6g　鲜茅根 30g

按：主治肺炎发热咳喘痰多，邪未解和正虚初期，本方消炎兼能扶正。

5. 葶苈大枣泻肺汤：

葶苈 9g   大枣 5 枚

按：为泻肺法，治疗肺炎痰多喘促不得卧，肺痈胸满气闭者，虽用大枣扶正，仍要考虑体质的强弱，病邪属实者可予暂用。

6. 清燥养肺汤：

桑叶 9g   杏仁 2.1g   麦冬 4.5g   生石膏 18g
人参 2.1g   阿胶 24g   胡麻仁 3g   杷叶 3g   甘草 3g

按：该方用于肺炎偏燥热或热伤津液之肺燥症，即肺炎初期，表邪尚在，阴分不足，咳嗽有痰者。

7. 苇茎汤：

苇茎 30g   苡仁 15g   瓜瓣 15g   桃仁 6g

按：此方为湿邪客肺作喘的主要方剂，故肺炎或肺痈凡痰浊壅盛，气血郁阻，湿热客于肺，肺气稍虚者，《温病条辨》治湿温作喘，用本方加滑石、杏仁，如加减得宜，效果良好。

8. 竹叶石膏汤：

竹叶 6g   生石膏 15g   人参 3g   麦冬 6g   半夏 3g   炙草 4.5g   粳米 4.5g

按：该方主治肺炎恢复期，热邪解后，元气未复，余邪未尽，虚羸少气，气逆欲吐者。

9. 麦门冬汤：

麦冬 15g   法夏 3g   人参 3g   炙草 3g   粳米 6g
大枣 2 枚

按：此为邪退正虚之治法，适用于肺炎后期或炎症将退之时，临床上呈现咳喘呼吸急促，气液两伤，不能受峻剂重补者，方义与用生脉散相近。

10. 生脉散：

麦冬 15g　　人参 4.5g　　五味子 6g

按：主治在肺炎过程中，呈现喘渴，神昏，汗多，气少，脉散大欲脱者。

以上所列方剂皆为金老医师治疗肺炎取得一定疗效者，兹予选录备用。

肺炎初期，虽因感受风寒，亦不可冒用辛温发散。因小儿所患热病最多，此即叶天士《临症指南》所谓"六气之邪，多从火化"。所以初病投剂，宜用辛凉宣透。若春季发病，当注意有无伏邪。若热邪深伏，随春令升阳而外发者，一病即现发热重，口干渴，小便色黄，脉濡数，舌红苔白。若由新感引动伏邪而发病者，必当辛凉以解新邪，继进苦寒以清里热；唯伏邪为病，缠绵难解，非比新感，治疗得当，一药而愈。若冬初气暖多风，感而发病者，应时时注意清热保津。因冬应寒而反温，阳不潜藏，真气外泄，阴虚津枯之人，最宜感受温邪。小儿阴常不足，阳常有余，所患最多，清心凉膈散加葱、豉，治内有伏热，复感新邪，最为合拍。芩连苦寒，寒虽能清热，苦则易伤津。若伏热深重一时难解，可用甘寒合苦寒法，大便无燥结者，硝黄须慎用。若热邪深入营血，须防伤血动血，可仿犀角地黄汤法。芩连泻心汤亦可与清热凉血之剂合用，须谨守古法，以百沸汤浸渍，取其气而不用其味。若逆传心包，谵语神昏者，则当于辛凉清解中，加入芳香开窍之品。

叶氏方系辛凉清散法，为治肺炎之良方。若舌不

26

红，苔白转黄者，系风从火化，宜清泄肺胃，于原方中加黄芩、鲜芦根。若身热渐退，仍咳嗽喘促者，原方去桑叶、栀皮，加桔梗、前胡、杏仁、鲜芦根以清泄肺邪。痰多者去桑叶、栀皮，加桑白皮、白前、广橘红以助祛痰之力。若风温化热，阳明燥实，高热不退，咳嗽喘促，口渴烦甚，可用凉膈散加栝蒌、枳实、竹叶，以泻阳明燥实，通阳明腑气，使肺热亦有下行之路。若大便不实者，原方去硝、黄，加桔梗、生石膏、知母、鲜芦根以清泄肺胃之热。麻杏石甘汤为辛凉疏泄，清肺定喘之良剂。若身热烦渴，咳喘气促，甚则鼻搧，舌微红而苔白黄，有汗无汗皆可用，若加鲜芦根，则可加强清热泄肺定喘之功。若肺阴不足，咽干口燥，咳喘痰稠者，可加沙参、麦冬、元参、鲜茅根以清热润肺。罗氏清肺汤亦系辛凉清解法。无汗者去丹皮、地骨皮，加薄荷、牛蒡子以宣肺疏风，增加其辛散之力。若喘促胸闷不得息者，于前加减法中，加麻黄、石膏以散肺胃之郁热。麦门冬汤功能生津降逆，主治肺胃阴伤，虚火上炎，咽燥，喘满，舌红无苔者，有益肺生津，肃降肺胃之功。有人认为阴虚火逆之人，半夏性燥，似不当用。殊不知清凉之药与燥热之邪格而不入，用半夏之反佐，同气相求，否则药气与病邪相格，如水火之不相容；《伤寒论》之竹叶石膏汤中用半夏，亦同此义。不过竹叶石膏汤系麦门冬汤去大枣之甘平益胃，加竹叶、石膏之辛寒清热，以治病后余热未净之形虚气短，咽干口燥，气逆欲呕，有清热补气，生津降逆之效。而麦门冬汤纯属甘寒滋润之法。生脉散系热病之后，气阴两伤，脉象虚数之补气生津剂。纯虚无邪之人方可用之。苇茎汤系治肺痈之专方，是湿热入肺，痰浊阻滞肺络，郁而成痈，故用苇茎入肺清热，桃仁破血行瘀，苡仁利肺中之湿热，冬瓜仁除痈脓，合成清肺化痰，逐瘀排脓之方剂。若肺热挟湿之肺炎，用本方加杏仁、滑石、黛蛤散、鲜茅根效果颇佳。葶苈大枣泻肺汤有泻肺平喘逐痰利水之功。药仅两味，功专力猛，治痰饮壅肺，咳喘气逆者，可奏奇功。唯体虚之人须慎用。

总之，叶氏方用治肺炎，加减合宜屡获奇效。麻杏石甘汤为治肺炎之良剂，近人用之随证加味，用治肺炎者颇多，尤以何廉臣更为善用。喻氏清燥救肺汤治温燥伤津之咳喘，体质虚弱之小儿尚可；若体健湿盛者，可减去胡麻仁、阿胶，加炙桑皮、栝蒌皮、象贝母为佳。至若竹叶石膏汤、麦门冬汤、生脉散均系善后调理之剂，可随病选方，按症增损，古方今用全在精心化裁。

附：自编肺炎歌诀

1. 肺炎初期治上焦，荆薄桑叶象贝翘。

   沙参花粉栀蒌皮，色苍烦渴加竹膏。

   日数渐多邪不解，芩连凉膈应斟酌。

   热传膻中芳香妙，病减余热甘寒饶。

2. 辛凉麻杏石甘汤，喘咳稀涎热饮良。

   喉哑脉洪右大左，服之喉亮再端详。

   加入羚角治惊厥，热传营分功效良。

3. 麻杏石甘犀黄汤，肺炎昏迷抽搐方。

   更加竹茹桔生地，高热不退又何妨。

4. 罗氏肺炎清肺汤，桑叶竹叶连翘双。

丹皮骨皮鲜芦根，杏仁川贝绿豆衣。

栀衣黄芩清热良，甜梨剖开共煎尝。

5. 华实孚治肺炎方，吉参石膏象贝香。

杏仁紫菀炙桔梗，麦冬芦根去心良。

发热喘咳心气弱，扶正驱邪有专长。

6. 麦冬炙草鲜竹叶，北枣四味为细屑。

秫米煎汤治劳复，气衰欲绝功效捷。

更加人参枸杞子，能扶喘促根欲绝。

7. 加减竹叶石膏汤，参麦炙草粳米裹。

病邪将解气未复，益气蠲饮虚热当。

六、对消化不良的认识

小儿消化不良，中医主要是指营养不良或消化吸收障碍，称之为"疳"，又名"疳积"。现代医学的小儿消化不良，主要指小儿泄泻。虽然二者都以消化系统病变为主，但在临床表现和病理变化方面，有很大区别。泄泻是一个症状。中医在诊断时是根据泄泻的各种兼症以寻求其病因的。内因由于肠胃本身病变或受其他脏腑病变的影响。外因多属风、暑、湿、寒。此外，如患者的年龄的大小，体质的强弱，病邪的盛衰，发病的季节，气候的冷暖，生活的状况，情志的影响，病程的长短，治疗过程以及发病缓急等等，都要加以综合、归纳和辨析，然后给予治疗，这就是中医辨证论治的特点。所以中医泄泻的名称甚多，以症候性质命名的，有寒泄和热泄；以发病器官命名的有胃泄、脾泄、大肠泄、小肠泄、肾泄；以特殊症状命名的有飧泄、洞泄、滑泄；以

29

发病原因命名的有伤食泄、伤暑泄等，兹不一一列举。从现代医学角度来看，泄泻是一个症状，很多疾病均可引起，这和中医的认识基本上是一致的。

小儿消化不良又名婴幼儿泄泻，是一种夏季多发病。从小儿本身来说，年龄愈小，发病率愈高，主要原因是婴幼儿消化器官发育不够完善，夏季酷热，出汗过多，消化液和消化酶分泌不足，因而影响了消化功能。加上喂食过多，使消化器官负担过重，或饮食不洁，以致引起胃肠道感染。或由上感、肺炎等疾病的肠道外感染引起发病，这种肠道外感染和中医的外感六淫所产生的泄泻是一致的。

中医所说的脾胃消化，相当于现代医学消化系统的综合功能。胃主受纳，为"水谷之海"；脾主运化，所谓运化即运输和消化之意。饮食入胃，经过胃的初步消化而后输入小肠，再由小肠肠道消化吸收和分解，输送到全身以营养人体各部组织器官，凡此由脾的运化功能来完成。故《素问·厥论》说："脾主为胃行其津液（包括营养物质）者也。"如肠道的消化吸收和分解功能发生障碍，以致食饮不分，就会产生泄泻。这种泄泻中医多责之于脾虚胃弱。

叶天士《三时伏气外感篇》云："夏季湿热郁蒸，脾胃气弱，水谷之气不运。"因而水反为湿，谷反为滞。水谷精华之气，不能运化输布，而致泄泻。泄者大便稀薄，时作时止；泻者大便直下，如水倾注。两者虽有轻重之分，总归脾土受伤，渗泄无权，水湿留滞，阑门气伤，分利失司，并入大肠，遂成泄泻。故朱丹溪有五泄之名，曰飧、曰溏、曰鹜、曰濡、曰滑。飧泄者，肝郁脾虚，以致清阳之气不升，大便泄泻清稀，混有未消化之食物残渣，腹鸣，脉弦而缓，宜痛泻要方合四苓散。溏泄者，肠垢积滞，湿兼热也，脉数、尿赤，所泄多粘稠垢秽，宜黄芩芍药汤合合益元散。鹜泄者，泄泻澄清，尿少色白，湿寒相兼，其便如水，含有少量粪便，清冷如鸭粪，脉沉迟，宜理中汤加陈皮、茯苓；不效者，可加附子。濡泄又名洞泄，脾虚不能制水，湿盛于中，肠鸣尿少，利下多水，宜五苓散。滑泄者，泄久不愈，湿盛气脱，其证大便泄泻如水直注，宜补中益气加诃子、肉蔻，或用四柱饮。此外又有寒泄者，系中阳不足，感寒而泄，大便清冷如水，或完谷不化，腹中绵绵作痛，尿白量少，苔白脉迟，纯系脾胃虚寒，水谷不运，宜参苓白术散。热泄者，多因脏腑积热或湿热蕴结，大便色黄或带涎沫，泻过即止，逾时复泄，小便黄少，心烦口渴，宜五苓散去桂，加滑石、芦根。暑泄多发于夏末秋初，暑湿内伏，若暴注水泄，口干烦闷，脉虚细而濡，脾胃为暑湿所困，宜五苓散加葛根、滑石。若夏令干旱，暑热大盛，大便如水注，口干烦渴，脉数尿少，频频作泻者，五苓散去桂加黄连、黄芩、益元散；挟食泄者，加神曲炭、木香、槟榔炭。暑月贪凉饮冷，湿冷停滞而泄泻不止者，宜七香饼子。食泄者，多由饮食不节，脾胃受伤，所谓"饮食自倍，脾胃乃伤。"胸腹胀满，食欲不振，腹痛自泄，泄后痛减，倦怠无力，苔腻，脉濡数，宜平胃散、胃苓汤、保和丸。总之泄泻总因脾胃受伤，水谷停滞，治以调中分利为主，继以风药燥湿；久用升提，滑用固脱，寒主温中，热主清利，食宜消导。然婴幼小儿脾胃多虚，夏令湿热，消化力弱，加之喂养不当，泄泻最多，总以扶脾益胃调中分利为主，疏滞消导为辅。非久泻大虚之病，不可轻投温提固涩之剂，以图速效。

附方

飧泄：痛泻要方合四苓散（白术、白芍、新会皮、防风、茯苓、猪苓、泽泻）。

溏泄：黄芩芍药汤合益元散（黄芩、白芍、益元散）。

骛泄：理中汤加陈皮、茯苓或加附子（党参、白术、干姜、炙草加前药）。

濡泄：五苓散（桂枝、茯苓、猪苓、泽泻、白术）。

滑泄：补中益气汤加诃子、肉蔻（党参、黄芪、白术、归身、炙草、升麻、柴胡加前药）。

四柱饮（人参、茯苓、附子、木香、青盐少许）。

寒泄：参苓白术散（人参、白术、茯苓、甘草、山药、莲肉、桔梗、苡仁、砂仁、白扁豆）。

热泄：五苓散（见"濡泄"）去桂枝加滑石、芦根。

暑泄：暑湿内伏者，五苓散（见"濡泄"）加葛根。暑热内盛者，五苓散（同前）黄芩、黄连、益元散。暑令湿冷停滞者，七香饼子（香附、丁香皮、甘松、益智仁、蓬术、陈皮）。

食泄：平胃散（苍术、厚朴、陈皮、甘草）。

胃苓汤（即平胃散加五苓散）。

保和丸（焦楂、焦曲、半夏、茯苓、陈皮、莱菔子、连翘）。

张寿甫治泄泻方，我曾用于临床，每每获得良效。如扶中汤、薯蓣鸡子黄粥、薯蓣汤，以及加味天水散，方药和用法可参阅《医学衷中参西录》。

临床所见小儿消化不良，大致以火热型、虚寒型、暑湿型比较常见，常用方剂以葛根芩连汤、芍药汤、四君子汤、参苓白术散和附子理中汤等变通应用，随证增损。单纯暑泄张氏加味天水散，有时单用亦可覆杯而愈。

七、肾炎证治浅谈

肾炎为现代医学病名，祖国医学的水肿病类，有不少类似肾炎症候的描述。在病理生理方面，中西医在认识上是各不相同的。兹将中医对水肿的生理病理变化，简介如下：

《素问·经脉别论》："饮入于胃，游溢精气，上输于脾。脾气散精，上归于肺，通调水道，下输膀胱。"这是说人体内的体液运行和排泄，不仅有赖于脾的运化，还有赖于肺的宣化，才能使水道（三焦）通畅而下达于膀胱。《素问·阴阳别论》云："三阴结，谓之水。"三阴是指肺和脾，如果脾为邪结，就不能运化水湿。肺为邪结，就不能通调水道，从而产生水肿。《灵枢经·本输》云："肾合膀胱，膀胱者，津液之府也。"《素问·宣明五气篇》又云："下焦溢为水。"下焦为肾所居，肾司二便，膀胱之排泄水液，须赖肾之真阳以化气，否则水道不利，水满而溢，发为水肿。故《素问·

水热穴论》解释说："肾者，胃之关也，关门不利，故聚水而从其类也。上下溢于皮肤，故为胕肿。胕肿者，聚水而生病也。"由上可知，体液在体内的运输，敷布以致排泄，均和脾的运化，肺的宣化，以及肾的气化有密切关系。如果三化失常，就易发生水肿。因而《诸病源候论·水肿候》说："肾者主水，脾胃俱主土，土性克水，脾与胃合，相为表里。胃为水谷之海，今胃虚，不能传化水气，使水渗溢经络，浸渍脏腑，水湿困脾，脾病则不能制水，故水气独归于肾，三焦不泄，经络闭塞，故水气溢于皮肤，而会肿也"，这是巢元方对水肿的病理阐述。明·张介宾的认识更较全面，他说："凡水肿等证乃脾、肺、肾三脏相干之病。盖水为至阴，故其本在肾；水化于气，故其标在肺；水惟畏土，故其制在脾。今肺虚则气不化精而化水，脾虚则土不制水而反克，肾虚则水无所主而妄行。水不归经则逆而上泛，故传入脾而肌肉浮肿。传入肺则气息喘急，虽分而言之，而三脏各有所主。然合而言之，则总由阴胜之害，而病本皆归于肾……"（见《景岳全书·杂证谟》）。张氏的观点，近似于现代医学的认识，主要的病变器官也是肾。

现代医学对肾炎发病的原因，一般认为和溶血性链球菌感染及感染免疫有关，例如扁桃腺炎、咽炎、伤风、猩红热以及皮肤链球菌感染等。中医对肾炎的发病早在东汉时期，就认为他的原因是感染外邪。如张仲景在《金匮要略·水气病脉证并治》写道："风水，其脉自浮，外证骨节疼痛恶风；皮水，其脉亦浮，外证胕肿，按之没指，不恶风，其腹如鼓，不渴，当发其汗"。
这就说风水是由表邪（感染外邪）引起，所以脉浮，外
证骨节疼痛，恶风。皮水与风水相类，由于水气滞留于
皮肤，所以其脉皆浮，所以皆"当发其汗"。早在一千
六百多年前，通过临床观察而能得出这样的结论，是难
能可贵的。若干年来对"肾炎"的发病是由感染外邪所
引起，已经得到历史上的公认。如《景岳全书·杂证
谟》说："凡外感毒风，邪留肌腠，则亦能忽然浮肿"。
《医宗金鉴》则说："风水得之内有水气，外感风邪，风
则从上肿，故面浮肿，骨节疼痛恶风，风在经表也；皮
水得之内有水气，外有湿邪，湿则从下肿，故胕浮肿。"
由此分析，风邪、湿邪、毒风，均系指各种急性感染而
言，肾性水肿，是由感染外邪所引起，这与现代医学所
说的小儿肾炎发病情况颇多符合。况且急性肾炎多发于
学龄或学龄前儿童，这样年龄的儿童，大多贪玩喜动，
故感染的机会也较多。

35

中医对水肿的诊断，有阴阳之分，称之为阴水和
阳水。

1. 阳水：凡病属表、属热、属实的均称为阳水。
陈修园《医学三字经》："小便短缩，口渴者属热，名为
阳水。"《证治要诀》说："遍身肿，烦渴，小便赤涩，
大便多闭，此属阳水。"《医学入门》指出："阳水必烦
渴，二便闭。"据上可以归纳为：阳水——其肿多出现
于上半身，多发热烦渴，面目鲜泽，尿赤便秘，饮食喜
冷，脉象沉数，属热，多系实证。

2. 阴水：凡病属里、属寒、属虚的均称为阴水。

《医学三字经》："小便自利，口不渴，属寒，名为阴水。"《证治要诀》说："遍身肿，不烦渴，大便自调或溏泄，小便虽少而不赤涩，此属阴水。"《医学入门》指出："阴水身凉，大便利。"据此可以归纳为：阴水——其肿常先见于下半身，多身凉不渴，面色苍白，小便清利，大便溏泄，脉多沉迟，属寒，多为虚证。除慢性肾炎、肾病综合征多属阴水外，他如心性水肿、肝性水肿、营养代谢性水肿以及内分泌失调所产生的水肿等，大多也包括在阴水之中。

现代医学对肾炎症状描述，主要表现为浮肿，尿少，血尿，血压高，由于高血压而可能出现头痛、心悸、恶心呕吐，有时可见发热。而轻症，仅有轻度浮肿，颜面苍白，食欲不振，或精神萎靡。临床症候常易被忽略，往往于尿常规检查而被发现。

《金匮要略·水气病脉证并治》："寸口脉沉滑者，中有水气，面目肿大，有热，名曰风水；视人之目裹上微拥，如蚕新卧起状，其颈脉动，时时咳，按其手足上，陷而不起者，风水。"与现代医学所说急性肾炎的症状，颇多相似之处。"其颈脉动"，可能是高血压的表现。此外，张仲景为了使后人便于掌握水肿病的规律，他根据个人治疗水肿病经验，以及患者的脉象，证候和原因，把水肿划分成风水、皮水、正水、石水和黄汗等五种类型。其中除了黄汗在临床上极为少见外，我们根据仲景所提出的四种归纳其表现如下：

1. 风水：面目浮肿，恶风，发热，关节疼，身重，脉浮。

2. 皮水：一身皮下均见水肿，无恶风发热等表症，脉多浮。

3. 正水：身肿，便溏而喘，脉沉迟。

4. 石水：腹部硬满，不喘，脉沉。

另外，仲景还提出了心水、肝水、肺水、脾水、肾水等五脏水肿，其表现各不相同，如心水比较显著的有心烦心悸，不得卧，短气等症状；肝水以腹大不能转侧，胁腹痛等症状；肺水则身肿，小便难，时时鸭溏；脾水则腹大，四肢苦重，短气，小便难；若症见脐肿，腰痛，不得溺，阴下湿，足冷，面瘦者，即为肾水。以上提出了五脏水肿不同的症状，并未举出各种证候的治疗方法。由此可知，水气一病波及五脏，反应的症候虽然不同，但同属于水气。故治其气，则诸症自愈。所以魏念庭《金匮要略方论本义》说："是五水又以分属五脏而得名矣。治之者，亦异其处而不异法也。"

关于水肿病的治疗方法，《素问·汤液醪醴论》提出："平治于权衡，去宛陈莝，微动四极，温衣、缪刺其处，以复其形。开鬼门，洁净府，精以时服，五阳已布，疏涤五脏。故精自生，形自盛，骨肉相保，巨气乃平。"这里所说的"开鬼门"，是汗法；"洁净府"，是利法。张仲景提出："诸有水者，腰以下肿，当利小便，腰以上肿，当发汗乃愈"的治法。利字应活看，他也有通利大便以泻水邪的含义。如《金匮要略·水气病脉证并治》记载："病水腹大，小便不利，其脉沉绝者，有水，可下之"。曹颖甫《金匮发微》认为："脉沉固当有水，至于沉绝，肾中阳气将亡，便当急下以存阳"。仲景此条未出方药，曹氏主张用大黄附子细辛汤。若非肾阳将亡，水盛于内者，亦可采用通利大便以逐水邪的方法。如何梦瑶《医碥》谓："病水腹大，小便不利，脉沉甚，可下之，十枣汤、浚川散、神佑丸、禹功散、舟车丸之类。盖水可从小便利，亦可从大便泄也。"但何氏所提诸方均系峻厉之剂，非气实体壮者，不可轻投。

根据不同的病理情况，现介绍治疗肾炎常用方剂如下：

1. 肺失肃降，水道不利

症见发热恶寒，头痛身重，尿黄而少，胸闷咳喘，面目浮肿，失治则渐及全身。

选用方剂：

①越婢汤：适用于风水。

麻黄 9g　生石膏 15g　甘草 4.5g　生姜 3g　大枣 3 枚　恶风加附子 2.4g　里水加白术 6g

②麻黄杏仁薏苡甘草汤：适用于身痛，恶寒，息迫咳嗽，面目浮肿。

麻黄 6g　甘草 6g　杏仁 6g　薏苡仁 12g

③甘草麻黄汤：适用于皮水，一身面目悉肿。

甘草 6g　麻黄 9g（服后当汗出，不汗再服，慎风寒）

④麻黄连翘赤小豆汤：适用于浮肿，发热，咳喘，腹满，小便不利。

麻黄 6g　连翘 9g　杏仁 9g　赤小豆 9g　甘草 4.5g　生姜 1.5g　大枣 2 枚　生梓白皮 9g

2. 肺卫气虚，水留肌肤

症见头面四肢或全身浮肿，体重而疼，头眩，不渴，有时汗出恶风。

选用方剂：

①防己黄芪汤：适用于脉浮，身重，汗出恶风。

防己12g　甘草4.5g　黄芪9g　白术6g　生姜3g　大枣3枚

腹痛加芍药。

②防己茯苓汤：皮水四肢肿，水在皮下，四肢聂聂动。

防己9g　黄芪9g　桂枝6g　茯苓18g　甘草6g

③麻黄附子甘草汤：少阴寒化，无里症，身肿兼有表症者。

麻黄9g　甘草6g　炮附子6g

④麻黄附子细辛汤：水肿脉沉者，表里兼治。

麻黄9g　附子6g　细辛3g

3. 肺脾气结，水湿内停

症见一身面目悉肿，胸满腹胀，或咳或喘或呕，尿少或尿闭。

选用方剂：

①五皮饮：治病愈后或疟痢后，身体面目四肢浮肿，小便不利，脉虚而大。此因脾肺虚弱，运化功能失调，水气散漫于皮肤四肢分肉之间，故令浮肿。

大腹皮　赤茯苓　生姜皮　陈皮　桑皮

上药各等分，研为粗末，每用15g，水一大盏，煎八分，去渣温服。

肿满者，用加味五皮汤，即本方加木瓜10g，五加

39

皮 10g，防己 15g。

②苏子降气汤：治气喘痰饮，水肿胀满不得卧。

苏子 6g　法夏 6g　前胡 6g　厚朴 6g（姜汁炒）
橘皮 6g　当归 6g　甘草 3g　肉桂 3g（亦可加沉香
2.1g）

清水二盏加生姜 3 片，大枣 1 枚。

③胃苓汤：治脾胃受湿，浮肿，小便短少。

苍术　厚朴　陈皮　白术　茯苓　泽泻　猪苓各
4.5g　甘草 1.8g　官桂 1.5g

清水一盏，加生姜 3 片，大枣 3 枚。

④人参木香散：适用于气滞水肿。

人参　木香　茯苓　滑石　琥珀　海金砂　枳壳
槟榔　猪苓　甘草

上药各等分，为细末，每服 15g。生姜 3 片，水一
盅，煎七分。

4. 水湿困脾，中阳郁遏

症见一身面目浮肿，水聚大腹，腹部膨胀，尿少，
不渴，甚或气促而喘。

选用方剂：

①己椒苈黄丸：适用于腹满，口舌干燥，肠间有
水气。

防己　椒目　葶苈　大黄各 30g

上为细末，蜜丸为梧桐子大，饭后服一丸，日三
次。用汤剂则加芒硝 15g。

②疏凿饮子：治水气通身肿，腹肿，喘息气急，烦
躁多渴，大小便不利，服热药不得者。

泽泻 9g　椒目 9g　木通 6g　秦艽 9g　大腹皮 15g　苓皮 9g　槟榔 9g

③浚川散：治水肿胀急，大实大满者。

大黄 30g　牵牛头末 30g　郁李仁 30g　芒硝 15g 甘遂 15g　木香 9g

以上为散，每服 8g，入生姜自然汁和如稀糊状服。

5. 脾虚气弱，中阳不运

症见颜面四肢浮肿，面色黄白，腹胀呕吐，大便不调，食欲不振，体重乏力，小便少，苔白不渴，脉沉无力。

选用方剂：

①真武汤：适用于少阴病，腹痛，小便不利，四肢沉重，自下利者。

茯苓 9g　芍药 9g　白术 6g　生姜 6g　炮附子 6g

②外台茯苓饮：适用于心胸中有停痰宿水，自吐出水后，心胸间虚，气满不能食，消痰气，令能食。

茯苓 9g　人参 9g　白术 9g　枳实 9g　橘皮 18g 生姜 12g

③实脾饮：适用于阴水发肿，用此先实脾土。

厚朴 30g　白术 30g　木瓜 30g　大腹皮 30g　炮附子 30g　木香 30g　草果 30g　白茯苓 30g　炮干姜 30g　炙草 15g

上药共为粗末，每服 15g。生姜 5 片，大枣 1 枚煎汤，不拘时温服。

6. 肾虚气弱，气化失司

症见面目及下肢浮肿，腰痛沉重，头晕心悸，口干、不喜饮，尿少色白，时好时犯，或尿毒症表现肾阳将亡者。

选用方剂：

①猪苓汤：适用于渴欲饮水，小便不利。

猪苓12g 茯苓12g 阿胶12g 滑石12g 泽泻12g

②肾气丸：适用于虚劳腰痛，小腹拘急，小便不利，或夜尿多，腰膝软弱，肢体倦怠。

熟地240g 山萸120g 薯蓣120g 泽泻90g 茯苓90g 丹皮90g 桂枝30g 炮附子30g

③加味肾气丸：治脾肺肾俱虚，腰重脚肿，小便不利或腹肿胀，四肢浮肿。

白茯苓120g 炮附子21g 川牛膝30g 肉桂30g 泽泻30g 车前子30g 山萸肉30g 山药30g 丹皮30g 熟地120g

上为末，蜜丸如梧子大，每服3～6g，空腹服。

上述绝非一方一药治一病，临床症状错综复杂，须审查病因、病机，灵活加减：如急性肾炎，以发热、恶寒、头痛、咳嗽等感冒症状出现，小便减少，浮肿从眼睑开始等。中医称为风水，用发汗剂治疗是很合宜的。至于腰以下肿，当利小便。在运用利尿和发汗药的同时，还应考虑随证采用温补脾肾的药物，照顾患者体质。如某患儿初病时，自服二丑膏数次，水肿逐渐消退，若此时能给予温补脾肾之剂，可以提前恢复。所以有人主张如水肿肿势急剧，而患者体质又壮实的，可用泻下逐水之剂，避免对肾脏的直接刺激。这属于既能驱邪、又照顾体质的两全治法。据不少同志的经验，急性肾炎多数病例在发病后一二周，通过治疗可以恢复健康。如果病状持续六个月以上，治疗就比较困难。如例一李××（见医案部分），于入院时治疗得法，以辛凉开肺，通利三焦而痊愈。若水肿涉及的脏腑较广，如例二肾病综合征（见医案部分），病程过久，机体抗病能力消减，反复二次住院，趋于严重阶段，最后以健脾渗湿、佐以活络治愈，很费一番周折。临床只有细心体察，在使用温补药的较长时期，随时观察掌握病情，及时给以处理，则可获得预期的效果。

由此可见，治疗肾性水肿，必须灵活选用上述方药，不要拘泥于一方一药。

八、谈谈流行性乙型脑炎

流行性乙型脑炎（简称乙脑），从发病季节和临床症状看，和中医温热病中的暑温、暑风、暑痉、伏暑以及湿温等疾病颇多相同之处，所以 1954 年石家庄市根据上述前四种疾病的辨证方法治疗乙脑，取得了一定成绩。后经全国各地继续观察研究，经过不断改善和提高，已初步形成了一整套"中医乙脑治疗方案"。

由于石家庄市治疗"乙脑"，是以白虎汤为主方，他们依据吴鞠通对暑温的论述进行治疗的。吴氏在《温病条辨》上焦篇第 22 条暑温病中开始写道"形似伤寒，但右脉洪大而数，左脉反小于右，口渴甚，面赤，汗大出者，名曰暑温，在手太阴，白虎汤主之；脉芤甚者，白虎加人参汤主之。"吴氏自注暑温是"温盛为热，木生火也；热极湿动，火生土也。上热下湿，人居其中而暑成矣。若纯热不兼湿者，仍归前条温热例，不得混入暑也。"据此暑必兼湿，无湿则仍是温热之病，未免失之胶柱鼓瑟。何况仲景在《金匮要略·痉湿暍病脉症》中说："太阳中热者，暍是也。汗出恶寒，身热而渴，白虎加人参汤主之。"尤在泾《金匮心典》对本条注解说："中暍亦即中暑，暍即暑之气也。恶寒者，热气入则皮肤缓，腠理开，开则洒然寒，与伤寒恶寒者不同。发热汗出而渴，表里热炽，胃阴待涸，求救于水，故与白虎加人参以清热生阴，为中暑而无湿者之法也"。盖暑为六淫之一，初病亦从太阳开始，故仲景有"太阳中暍"之名，夏季天气酷热，人多汗出，故阳气随汗外泄，阴津亦随汗暗耗，阴阳俱有不足之象。故仲景以白虎加人参汤清热生津，扶阴增液，故王安道说："暑热者，夏之令也。火行于天地之间，人受伤而为病，名曰中暑，亦曰中热。"沈尧封也说："古人称暑、暍、热一也，若湿热并至之病，《难经》名曰湿温，不名暑，迨至隋唐后皆指湿热为暑，于是真暑之名失，而暍之名更不知为何病矣。"（以上二段见《温热经纬》卷二转引）由上述可见暑即热，热即暑，名异而实同，若湿热同感而伤人者，即是湿温病也。

按六淫伤人，唯暑证变化最多，故吴鞠通《温病条辨》有："盖夏日三气杂感，本难条分缕晰。"张凤逵《温热暑疫全书》也说："暑证变幻无常，入发难测，不可寻思，彼暴中之激烈，扁鹊不及撝指而投咀；久伏之深毒，长桑不能隔腹而见脏。"由上述情况可以看出，暑邪伤人，随人脏腑虚实而发病。此外更应注意自然界气候之变幻，若亢旱无雨，何来湿邪；季夏多雨，暑必兼湿。若炎暑流行，烁石流金，人畏热而贪凉，阳虚之人亦有阴寒之症。总之医家临床，以见症为主，万不可预有成见，必须天人合参以勘病机，药症相对以祛客邪，方不致误诊误药，贻害病人。况暑热之季，挥汗如雨，热伤气，阳气多不足；汗伤津，阴液多受损。正气不足之人，何堪气阴再伤，不病已损，再病立败，不比体强气实之人，虽大疫流行，可泰然无恙，此即《素问·遗篇刺法论》"正气存内，邪不可干"之意。

再就暑温而言，吴鞠通有"暑必兼湿"之说，故临症时当详审有无湿邪，若有，当辨湿热孰重。热重于湿者，当从暑温论治；湿重于热者，当从暑湿论治；湿热并重者，从湿温论治。秋后发病者，又有伏暑之名，亦有湿热之分，偏于热者，治从暑温；偏于湿者，治从湿温。此因暑邪伏久、郁而化热之故。其他如挟食、挟痰或挟秽浊，临症时须予审慎详辨，执果溯因。盖湿热结合，如油入面，缠绵难愈，应谨守卫、气、营、血辨证之机，清热化湿，步步为营，方可把握必胜之机。

1963 年 8 月间，北京市"乙脑"流行，其病例中极重型者占多数，由于本年雨水过多，气候闷热，天热下降，地湿上腾，人感湿热之邪，由口鼻吸入，直达膜原中道，当随人中气虚实而发病。若中气实者，则邪从阳化而入阳明；中气虚者，则邪从阴化而入太阴。薛生白《湿热条辨》云："病在二经之表者，多兼少阳三焦；

45

病在二经之里者，每兼厥阴风木。以少阳厥阴同司相火，阳明太阴湿热内郁，郁甚则少火皆成壮火，而表里上下，充斥肆逆，故是证最易耳聋干呕，发痉发厥"。此即叶天士《三时伏气外感篇》所说："夏季湿热郁蒸，脾胃气弱"之意。然而有久旱无雨，暑不兼湿，亦有痉厥之变者；盖因夏季相炎行令，炎暑流行，人感其气，自口鼻而入于肺胃，多见身热汗出而喘，烦渴多言，倦怠少气，或下血，发黄，透斑。如侵入心包，散于血脉而上入脑，则四肢抽搐，不省人事，而痉厥立见。诚以心为火脏，暑为火邪，故邪易入心。若火热之邪入络，热气闭塞孔窍，很少有不发生痉厥的。所以古人治病，以见症为主，多不约方过严。

平时我治温热暑证，理遵叶、薛、吴、王，法遵张凤逵所谓："首用辛凉，继用甘寒，再用酸收酸敛"之意，随证化裁，有无往不利之妙。唯暑证病情复杂，若暑热亢盛，地热如炉，人感暑热之邪，清窍闭塞，心神失灵，神昏猝倒者，急宜清心开窍，清醒之后，再以清凉血分之品。若暑热引动肝风，身热烦躁，四肢抽搐，神迷不清，此即《温病条辨》所谓："小儿暑温，身热，卒然痉厥，名曰暑痫"。实即暑风、暑厥。当以清营泄热，平肝熄风为法。若暑狭秽浊交阻于中，郁遏清阳则头胀而疼，身热有汗，烦躁不安；若秽浊蒙闭清窍，则神昏耳聋，可用芳香化浊，及通灵开窍之品。若暑中挟湿，湿热交蒸，久郁不解，湿热酿痰，上蒙清窍；身热不高，谵语神昏，苔厚腻而黄，急宜清热化湿，豁痰开窍，甚则局方至宝、安宫丸亦可一用。至于治疗脑炎之关键，仍当以暑痉、暑厥为借鉴。薛生白说："盖三焦与肝胆同司相火，中焦湿热不解，则热盛于里，而少火悉成壮火，火动则风生，而拘挛脉急；风煽则火炽，而识乱神迷。身中之气，随风火上炎，而有升无降，常度尽失，由是而形若尸厥，正《内经》所谓血之与气并走于上，则为大厥者是也，外窜经脉则成痉，内侵膻中则为厥。痉厥并见，正气犹存一线，则气复返而生，胃津不克支持，则厥不回而死矣"。但应知薛氏所谓厥，非厥逆之厥，乃昏厥之厥，实即神识昏迷之意。

治疗暑热之病，首用辛凉之剂，使暑热病毒，透达外出，常用方剂有桑菊饮，银翘散，麻杏石甘汤，白虎汤，加减玉女煎等方剂，辛凉的药品有薄荷、牛蒡子、桑叶、菊花、蔓荆子、淡豆豉、浮萍等，清气药有生石膏、寒水石、知母、栀子、竹叶等，亦应列入辛凉之品中。挟湿者可选加甘淡之品，如鲜芦根、鲜茅根、滑石、生薏仁、通草、茯苓等以利湿；挟秽浊者可选加鲜藿香、鲜佩兰、石菖蒲、广郁金；挟痰者可选加川贝母、象贝母、天竺黄、淡竹沥；若热陷厥阴，肝风内动，可选加羚羊角、僵蚕、钩藤、天麻、全蝎、蜈蚣、生石决；若湿热弥漫，清窍壅闭，神识欲昏，可选用犀角、石菖蒲、广郁金、连翘心加入清热化湿汤剂中；至若邪犯心包，神识昏迷非安宫牛黄、局方至宝和紫雪不能奏效；若纯属暑热而无湿邪，里热炽盛，气血两燔，清瘟败毒饮，俞根初《通俗伤寒论》之新加白虎汤，新加玉女煎，可以选用；神识不清者，俞氏之玳瑁郁金汤，犀地清络饮，犀羚三汁饮亦在选用之例；若热退身凉，诸症渐愈者，急以甘寒之品，以沃胃益阴，如五汁饮以及鲜石斛、沙参、天麦冬、百合、玉竹等药，再加甘草之甘以护中气；若热邪久羁，消烁真阴，或过表误攻，以致真阴受损、神昏瘛疭，脉气虚弱者，可用叶氏加减复脉汤，俞氏阿胶鸡子黄汤，以及三甲复脉汤等类方剂。但无论暑温、湿温、暑风、暑厥等，虽有卫、气、营、血之分，但临床上很难掌握明显界限，故叶氏又有验舌验齿之法，不过小儿阳常有余，阴常不足，久病伤阴，为温热病必然之趋势，故应时时顾其津液。董废翁云："胃中津液不竭，其人必不即死"（《医宗己任编·西塘感症》）。此即所谓："存得一分津液，便有一分生机"之意。

九、证候论治

（一）发热

小儿常见发热一证，以小儿肌肤松弛，卫外之气不固，易感外邪。生长迅速，属稚阳之体，患病之后，易虚易实，而究其发热之因，总由外感、内伤所致，今分别叙述于后：

1. 外感发热：多为表症，宜从汗解，但须分别为辛温与辛凉之法，辛温法适用于，虽发热，仍怕冷，口不干渴，舌白，脉浮不数。其中无汗为表实，有汗为表虚。辛凉法适用于发热恶热，口干渴，苔薄黄、舌质红，脉浮数。但辛凉法的初期发热也有轻度怕冷的，可适当加入辛温药，如加少许荆芥、防风之类。适合用辛温法，但患儿有内热的，宜加生石膏之类，总之必须审症求因，灵活加减。

方①：

银花 9g　连翘 9g　浮萍 6g　生石膏 12g　薄荷 6g　黄芩 6g　细生地 9g

水煎服，日一剂。如有怕冷症状者，方中加防风或荆芥 1.6g。热重者，另加小儿牛黄散 0.3g，冲服。如有热伴咳嗽，喘促痰多者，宜服下方。

方②：

麻黄 3g　杏仁 6g　生石膏 12g　银花 9g　连翘 9g　薄荷 6g　浮萍 6g　黄芩 6g　鲜生地 9g

水煎服，日一剂。如果舌红，苔少，脉数而滑者，为病邪深入，阴分不足，可另加小儿牛黄散 0.9g 或紫雪丹 1.5g，冲服。

方①系加减银翘散和加减玉女煎所组成。方②为麻杏石甘汤和加减银翘散所组成，治疗一般感冒发烧，兼有咳嗽。在这里必须说明的是紫雪丹及小儿牛黄散运用于病邪深伏者，非此不能深入引邪外解，又因患儿阴虚热重，故方中用地黄以清阴分热邪，如果有发热而恶寒明显者，辛温发散宜慎用，以免温散后，耗伤阴分，引动肝风之变。总之，在儿科范围内，中医临床多考虑阴阳发生不平衡的原因，以便研究治疗方法，如阴分伤而阳不偏盛者，以养阴为主，解热为辅；如仍有轻度恶寒之卫分症状，或口干欲饮之气分症状，而舌苔厚腻者加马尾连、藿香各 6g。

2. 内伤发热：有低热、亦有高热，须分析为朝凉暮热或气虚发热二类。

49

朝凉暮热症，即所谓青蒿鳖甲汤证，本病特点有二：①晚间开始发热，至次日天明退热。②退热时决不出汗，不同于汗出表解热退之症。本病从阴阳虚实来分析，阳虚较明显，阴分不虚，因为热邪伏于阴分，夜间阴分较盛，由于阳虚，不能制其阴盛，邪热被迫外出，故发热；至次日天明，阳气主令，阴气稍弱，邪热仍回复阴分，故发热消退。治以青蒿鳖甲汤，青蒿从少阳外达阴分热邪；鳖甲潜阳养阴，兼除阴分邪热；更用生地养阴解热；知母、丹皮凉血通络，解除阴分伏热，为从阴分透邪之法。方用：

青蒿 9g　鳖甲 9g　细生地 9g　知母 6g　丹皮 9g

气虚发热症：即所谓甘温除大热症，本病由于脾阳下陷，阴火上乘之故，症状为身热，手心热，食少神倦，下利脉濡，舌苔薄白而润，口不干渴，肢体痠楚，宜补中益气汤加减为治。

黄芪 6g　白术 3g　陈皮 1.5g　升麻 3g　当归 3g　柴胡 6g　党参 6g　生鳖甲 9g　炙甘草 3g

在温病中尤为多见者，以热邪伤耗阴分，致邪热难解。临床上多考虑阴阳发生不平衡的原因，以便研究治疗方法。在八纲中，更重视阴阳两纲，《素问·生气通天论》有"阴平阳秘，精神乃治"的名言，也是审察和分析病情、预后的有效法则。但是阴阳是相互制约，相互依存的，所以《素问·生气通天论》又有"阴阳离绝，精气乃绝"的论断。我们对于内伤热症，要分析其发病原因，如属辛温药发汗后所致，应考虑是否为温散太过，汗多伤阳，虚阳浮越而发热不解，故用上二方。若夜间热重的，重加生鳖甲。如果阴分病久，津液耗伤，烦渴引饮者，可用加减竹叶石膏汤。

（二）咳喘

咳嗽，其病在肺，其他脏腑病亦可引起。中医著作中咳嗽一门，分类有数十种之多，每一种均各自有治则方药。在儿科范围内，以清代叶香岩氏论述最多，在临床上，多从整体观念出发，溯因辨证，特别是温热学说兴起以来，对咳嗽一症多有发挥，如风寒、外寒之证，其症多见发热恶寒，咳嗽声重，呼吸气促，感寒则无汗，治宜辛温；感风者有汗，治宜解肌达邪。至于温热之邪，初感于人，实多咳喘之肺经症状，治宜辛凉，禁用辛温。而温邪伤人之阴，虽有湿兼痰之证，总宜凉润。儿科咳喘一症，常以麻杏石甘汤为主加味治之。《伤寒贯珠集》分析该方时指出："发汗后，汗出而喘无大热者，其邪不在肌腠而入肺中，……。""缘邪气外闭之时，肺中已有蕴热，发汗后其邪不从汗而出之表，必从内而并于肺耳……。"因"麻杏辛甘入肺散邪气，石膏辛寒入肺除热气，甘草甘温安中气，且以助其散邪清热之用"。若发热喘促，舌绛口干，痰稠恶热，有汗脉数者，用罗氏清肺汤。

①方：

麻黄 1.5～3g　杏仁 6g　生石膏 12g　生甘草 3g
桑皮 6g　蒌仁 6g　地骨皮 6g　苏子 6g　葶苈子 6g
浮萍 3g

水煎服，日一剂。以清热开肺、止咳定喘为治，如见咳嗽喘急，胸闷痰稠者，或用下方：

②方：

麻黄 3g　杏仁 6g　生石膏 12g　甘草 3g　清半夏 6g　蒌仁 9g　马尾连 6g　珍珠母 24g　紫石英 24g

（三）抽风

中医多属"痫症"。《医宗金鉴·幼科心法要诀》分为六症，有阴痫、阳痫、惊痫、痰痫、食痫、风痫等。而六症中以痰热所致之痫较多见，治疗当以祛痰醒脑，解热消炎，镇静熄风为主，根本治疗宜从心、肾、肝三经考虑病因，因心肾阴分不足，而发生肝阳亢逆者多，更加痰热使病情发展更为迅速，当分急、慢或轻、重两法为宜，轻者宜祛痰、醒脑开窍，熄风之法。

石菖蒲 6g　朱远志 9g　天竺黄 9g　胆星 6g　生石决 24g　朱茯神 9g　生龙齿 24g　钩藤 9g

水煎服，日一剂。为治本之法。

若日久，慢性或重症，则继以滋养心肾、祛痰、柔肝、熄风治本之法。用下方：

西洋参 6g　杭芍 9g　生石决 30g　明天麻 9g　天竺黄 9g　钩藤 9g　朱茯神 9g　朱远志 6g

加减法：抽搐重，阴分不足，肝阳上亢，加生牡蛎、鳖甲、杭芍。

气逆：加枳壳、生铁落、赭石、磁石、牛膝。

夜卧不安：加夜交藤、柏子仁、琥珀、珍珠母。

（四）泄泻

小儿泄泻的种类和临床分型，中医文献中记载有

10 余种之多，而临床上经常见到的有寒泄、热泄、暑泄。阳盛体质多热症，阳虚体质多寒症。诱发本病的原因主要是喂养失节，饥饱无时，特别是夏秋之季，脾胃易伤，易患泄泻。兹将常见的热泄、寒泄和暑泄，分述于后。

1. **热泄**

症状：多见于体质壮实，常突然发病，泄下粘秽，臭气较大，常伴腹痛、呕吐、口渴、小便短少，或身灼热，舌质红，苔微黄或黄白相兼，或黄而腻，脉滑数。

治法：清热和胃，调达气机。

方药：

葛根 3g　黄芩 6g　尾连 6g　木香 3g　地榆 6g　官桂 1.5g　茯苓 9g　杭芍 9g　滑石 9g　生甘草 3g

此方为葛根芩连汤合芍药汤加减方。

2. **寒泄**

症状：久泄不止、或素体阳虚，脾阳不振而泄下清谷，无秽浊恶臭，口不干渴，四肢逆冷。舌质淡，苔白少，脉濡无力。

治法：温中和胃，健脾止泄。

方药：

党参 9g　白术 6g　茯苓 9g　炮姜 3g　肉蔻 3g　焦曲 9g　诃子 6g

注：如为虚寒重症，腹痛畏冷，手足不温者可加附子 6g（本方是以四君子汤合附子理中汤加减）。

3. **暑泄**

症状：多发生在夏秋季节，泄下急迫，多为稀水便，重者日泄数十次，极易伤耗阴液，而烦躁不安，常伴有呕吐，肌肤灼热，小便短少，舌尖红，舌苔少而干，脉濡数。

治法：清暑热，养阴和胃止泄。

方药：

生山药 18g　滑石 9g　粉甘草 3g　车前子 9g 扁豆 9g　赤石脂 9g　莲肉 9g　藿香 9g

发热较重者加寒水石 9g。

（五）便秘

便秘多因热结、津亏所致。偏于阳邪热结之实证，治以承气法；若偏于阴亏液涸者，用增液法。小儿大便秘结，亦多由此二因引起。据临床所见，习惯性便秘颇多，一般是由于小儿喜干食，蔬菜吃的少，饮水少，水分不足，造成肠胃津液不足，又小儿为稚阳之体，水愈不足，则肠愈热，热与糟粕相结，燔灼津液，造成大便燥结，症见烦躁不寐，或见性情急躁、舌质偏红，苔黄或淡黄少津，脉弦濡而数，治当调节饮食，多食水果蔬菜，并应加强运动，以促进肠管蠕动，在调节饮食的基础上辅以药物，立方仿吴鞠通之增液承气汤。处方如下：

元参 6g　生地 9g　麦冬 9g　酒军 6g　元明粉 3g（冲服）　生甘草 6g

水煎服，日一剂，分三次。

（六）自汗与盗汗

自汗与盗汗不同。自汗，是不因发汗而自然汗出者，此为荣卫俱虚，荣虚则津液泄越，卫虚则不能固密，故周身汗出。自汗有实证和虚证之别，实证如阳明病，阳明经证有汗多，口干渴，脉洪大等症，方用白虎汤以清热止汗。阳明府证则应用下法，如《伤寒论》中"阳明证，发热汗多者，急下之，宜大承气汤"，这是急下存阴法。虚证，如太阳中风，有表虚、恶风汗出等症，用桂枝汤解肌。但以一般内科杂病的自汗而言，如患者长期自汗，无发热恶寒或低热不解者，多为正气虚而表不固所致。可用下方：

党参9g　麦冬6g　五味子6g　浮小麦15g　生龙骨18g　生牡蛎18g

水煎服，日一剂，分三次服。

本方主治表虚有汗，或暑热伤气，汗出过多，气阴两伤之症，以升脉散为主，加浮小麦止汗，生龙骨、生牡蛎潜纳易动之阳，减少出汗之源。如体弱、倦怠、汗出较多者，加黄芪皮以固表气而止汗。汗多口干者，以沙参易党参为宜。

盗汗与自汗不同，每在睡中汗出，醒来汗止，不同于自汗的汗出不止。盗汗在杂病中多为阴虚，在外感则为半表半里，因邪气在表，则自然汗出。此则邪气入于里，外达于表，睡则卫气行于里，乘肌表卫阳虚，津液外泄，故而盗汗，醒则卫气行于表而汗止。

盗汗属虚，无冷热表现者，可用上方治疗，若为半表半里的盗汗，有轻度冷热症状者，法当和解。拟用下方：

沙参6g　五味子3g　麦冬6g　青蒿6g　鳖甲18g　浮小麦24g

55

水煎服，日一剂。

盗汗多为阴虚有热，肾阴不足，故用青蒿、鳖甲加沙参、麦冬、五味子、浮小麦以养阴、除虚热而止盗汗，临证必须详细分辨。如长期脾胃虚弱，食欲不振之多汗，宜在自汗方的基础上去麦冬、五味子，加白术、谷麦芽、建曲；若有食滞加焦山楂、焦槟榔；大便稀、脱肛者，可在自汗方基础上加白术、桂枝健脾温运，加桔梗升提肺气，诃子固涩止泄。

（七）遗尿

小儿遗尿，为小儿常见病之一，对儿童的身心健康有一定影响。中医认为主要是肾与膀胱的疾病，但从整体观念出发，肺主气，为水之上源；若肺气虚，影响脾气运化，精微不能上归于肺，则水道约束无权而遗尿；若肾阴不足，可引起心火过盛，心与小肠相表里，心火盛，则移热于小肠，也可出现遗尿；若肾与膀胱之气俱虚，则水道失于约制而遗尿。故于研究病因、决定治法时，应当考虑上述病因、病理以及脏腑的相互关系。根据临床经验，拟方如下：

覆盆子9g　五味子9g　党参6g　益智仁6g　生龙骨18g　醋柴胡6g　升麻6g　马尾连9g　肉桂0.6g

水煎服，日一剂，分三次。

如体质虚弱者，可加黄芪9g；口干者，加麦冬6g。

（八）出血

儿科出血病证，较为常见，其发病原因多由于热伤血络所致。热盛伤阴，阴虚阳亢，血为热迫，则血气沸腾，不能循行于正常络脉，迫血妄行而外溢。热伤阳络则为吐血、咳血和衄血；热伤阴络则为便血、尿血。由于出血是某些疾病中的症状之一，治疗时必须根据出血部位，审证求因而施治。现介绍出血中之衄血与便血证治如下：

1. 衄血：或由外感诱发，或由火热上壅所致。前者因风热外袭，肺瘀化热，热伤血络，迫血上行，常兼见发热，鼻塞流涕等症。当用辛凉清解法，如桑叶、菊花、芦根、茅根之属，以散经络中邪气，则衄可止。后者为阳明热盛，或因素食厚味，肺胃蕴热，此证必有面赤、口渴、烦躁、二便闭涩、脉洪大等里热症状。治疗当以清热为先。若冲脉阻于阳明，冲气上逆，则阳明之热亦随之上逆，应于清热凉血方中，加降逆之品。拟方如下：

茅根 30g　生地炭 9g　大黄炭 6g　茜草 9g　牛膝 6g　生赭石 12g　银花炭 12g

热甚加黄芩、黄连。

经常衄血者，加生龙骨、生牡蛎。衄血不止者，加煅龙骨、煅牡蛎、血余炭、藕节炭、枳壳之类。

2. 便血：《金匮要略》有近血、远血之分。后人有肠风、脏毒之说。肠风下血，血出如箭；脏毒下血，色如烟尘。便血原因，有因火热下注，脏热入腑，热壅于大小肠，以致络脉受损而便血。无论近血、远血，皆当泄火清热，宜槐花散加减。若肠风下血，由于肝风妄动、肝血不藏所致者，宜槐角丸。如因饮食失节伤脾，脾虚失统，中气不足者，当以健脾补气、和血止血为

57

宜。拟方如下：

党参 15g　白术 9g　当归 6g　升麻 3g　柴胡 4.5g　葛根 3g　茜草 9g　棕炭 9g　生地炭 9g

（九）黄疸

黄疸，是以身黄、目黄、尿黄为主证。今就儿科常见的黄疸略述于后：

黄疸分阳黄和阴黄两类，阳黄主要是由于湿热郁结，日久而郁蒸于肌肤，身目发黄，因热为阳邪，故色鲜明，发病迅速，舌苔黄腻，脉弦数等症。热重于湿者，兼见口渴便燥，治以清热利湿，通泄瘀热，宜茵陈蒿汤加减；湿重于热者，兼见头身沉重、腹满便溏，治以利湿化浊，清热利胆，宜茵陈五苓散加减；初起有发热或低热等外感症状者，治以解表清热利湿或宣化渗湿之法。阴黄主要由于中阳虚衰，肾经虚寒，以致湿从寒化，寒湿瘀滞，胆汁蓄积而妄行，溢于血中，故身黄。湿为阴邪，色深黄暗滞，发病慢，精神疲倦，胸闷腹胀，畏寒少食，大便不实者，属脾阳衰弱，宜茵陈理中汤温脾去黄；若形寒怕冷，四肢发凉，大便溏泄，小便自利者，属肾阳虚弱，宜茵陈四逆汤温肾去黄。现将个人治疗黄疸的经验方介绍如下：

方①：

麻黄 0.9g　连翘 6g　赤小豆 9g　茵陈 9g　焦栀子 6g　黄柏 3g　泽泻 6g　水煎服。

湿热甚，加滑石或胆草。

食欲不振者，加莱菔子、麦芽、建曲、焦山楂。

方②：

当归 6g　　杭芍 6g　　柴胡 0.9g　　白术 0.9g　　焦栀子 3g　　薄荷 0.9g　　茯苓 6g　　川朴 6g

水煎服，日一剂。应用于黄疸病久，调养失宜，为和肝理脾健胃之法。

（十）腹痛

腹痛可见于多种病症，由于病因不一，腹痛的部位、性质、体征都有不同的特点，在错综复杂的症候中，必先分清虚实，虚者痛而喜按，实者痛而拒按。其病有因于寒；有因于气滞；有因于饮食；有因于虫积等，以至脾胃失调，而脾胃失调或与肝胆有关。临床上腹痛、呕吐并见，属于肝胃相乘者颇多。呕吐是胃气上逆，腹痛由于肝邪犯胃、脾胃失和。在治疗方面，无论虚实均应注意加用调肝舒郁，和络止痛之品，肝喜柔和调达，故方中甘酸缓痉、调气通络之品几不可缺，如芍药甘草汤，桂枝加芍药汤二法。调达肝郁，理气止痛，则可选用元胡、丹参、木香、川朴、香附、荷梗、枳壳之类。因虚寒而致腹痛者，在儿科有因过食生冷，寒邪凝滞中脘而痛，患者多面色苍白，四肢发凉，瘦弱，舌淡等，这类病人临床必投参、术等药以温化止痛。若兼见气短者，可少佐升麻、柴胡；腹痛伴有呕吐者，另加吴萸 3g，马尾连 9g，常可收到满意的效果。

附：治腹痛方药如下：

①甘酸缓痉，调气通络法。

桂枝 6g　　杭芍 9g　　丹参 9g　　元胡 6g　　麦芽 9g
木香 3g

②调达肝郁，理气止痛法。

59

川朴 6g　焦槟榔 9g　木香 3g　焦山楂 9g　枳壳 3g　焦神曲 9g　生谷麦芽 9g　元胡 6g

③温胃缓痉，止痛法。

党参 9g　白术 3g　杭芍 9g　陈皮 6g　焦山楂 9g　木香 3g　荷梗 9g　甘草 3g

（十一）呕吐

呕吐是胃气上逆的常见症状，或兼见于外感，或兼见于外伤，临床须在治疗原发病的基础上，加用调理脾胃、降逆止呕之品。若呕吐物中有酸苦气味，则更与肝胆有关，肝胆之气乘胃上逆者，必先调达肝胆，降逆止呕。附方于后：

清半夏 6g　生姜 2 片　尾连 9g　吴萸 3g　生赭石 9g　杭芍 9g

若素体不足或慢性病，胃气虚而有水饮上逆者，宜将方中生姜量加大，同时半夏量可适当加至 9g，亦可用陈皮 6g。

若热性病后，或胃气素虚，虚热壅逆作呕者，宜于方中加橘皮 6g，姜竹茹 6g。

若胃中湿热不化，舌苔黄腻，胸闷作吐者宜加藿香 6g，姜竹茹 6g，配合方中尾连以清化湿热。

若肝郁上逆，胃气受其冲逆，而胸胁窜痛、呃逆，方中宜加苏叶少许，以调达肝气。

胃中虚寒无热，亦可引起呕吐，但儿科少见。如见患儿面色苍白，舌质淡，四肢冷而伴有呕吐者，用上方止呕，不过方中尾连、杭芍须减量。同时加砂仁 1.5g，木香 3g 以温胃止呕。虚甚者不宜用。

（十二）疳积

疳积，是儿科缠绵难愈之症，目前该病发病率低，其原因与生活条件及卫生水平的改善有关。疳积起病缓慢，患儿体重减轻，乏力消瘦，面色晦暗，皮肤粗糙，颜面苍黄，腹部膨满胀大，食欲不振或择食，精神兴奋，爱哭，睡眠不安，或困倦懒言，末期意识迟钝，倦怠不语，面目浮肿，体温偏低，脉迟不整，大便或坚硬，或消化不良。其发病原因为气血耗伤，中气受损；有因肠胃柔弱，乳食杂进，所吮之乳，所食之物难以消化所致；有因甘肥无节，积滞日久而成；有因杂物任儿啖食，食久成积，又因取积太过，反伤胃气所致；有因大病之后（如吐、泻、疟、痢），乳食减少，以致脾胃失养而成。究其病源，莫不由于脾。盖胃为水谷之海，水谷之精气为营，悍气为卫，营卫充盈，灌溉五脏，所以气足毛孔、腠理密固，血足颜色鲜妍，皮肤润泽，若病疳之形不魁，乃气不足；病疳之色不华，为血不足。皆易因热成疳，消耗气血，煎熬津液，而成一派虚证，类似现代医学之营养不良，或营养吸收不良综合征。对于小儿应强调喂养适宜，小儿胃肠耐力不足，水谷负担不宜过重，否则耐力不能胜任而发生平衡失调，继而消化功能减弱或失调即可酿成本症，此属内伤范围。但其特点是因积致虚，虚中有积，故治疗宜消补兼施，即在补益方中加用消导，所谓消导，即健胃、助消化，而不能妄用攻克，方剂配伍，当视患儿之体质和病情而定，通常宜先用半补半消，继用七补三消，后宜九补一消。纯属虚而无积滞者，宜用滋养强壮方，缓慢调治，方能

61

逐渐恢复。附方如下:

①半补半消法

党参 9g　白术 6g　茯苓 9g　炙草 4.5g　焦槟榔 6g　焦山楂 6g　炒谷芽 9g　炒建曲 9g　炒麦芽 9g

②七补三消法

党参 9g　白术 9g　茯苓 9g　炙草 6g　鸡内金 6g　焦三仙 15g　陈皮 4.5g

水煎,日一剂,分三次服。

③九补一消法

人参 6g　白术 6g　茯苓 9g　炙草 6g　莲肉 9g　山药 9g　生谷芽 9g　鸡内金 6g　焦三仙 9g

水煎服,日一剂

(十三) 蛔虫病

小儿蛔虫病,由于饮食不洁,食滞中焦,湿热内蕴,久而形成虫积。常见者为肠道蛔虫,患儿消瘦,面黄择食,绕脐腹痛,或伴有异食症,如食生米、泥土。有的患儿突然上腹部剧痛难忍,呕吐,甚至蛔虫上窜。

治疗,宜用苦辛酸法,仿《伤寒论》乌梅丸方加减。若为胆道蛔虫,可佐用调理肝胆药,同时加重驱虫药和安胃止痛药。

川楝子 6g　细辛 1.5g　使君子 6g　乌梅 6g　元胡 9g　生槟榔 9g　尾连 6g

水煎,早、晚各服一次(空腹)。

若为胆道蛔虫,方中使君子、槟榔、川楝子量可适当加大,并加当归 6g;疼痛甚者加香附 9g,桂枝 6g;大便干者加酒大黄 3g。

（十四）厌食

儿科厌食较为多见，患者常因消瘦，懒倦，食少择食，或兼见腹胀。多因饥饱失度，饮食失节，或过食甘肥；或因患病时妄用苦寒，脾胃损伤，造成胃气呆滞，消化功能减弱而酿成此症。

祖国医学认为脾胃是消化和吸收的重要器官。《素问·平人气象论》："人无胃气曰逆，逆者死。"《四言举要》中亦云："四时百病，胃气为本；脉贵有神，不可不审。"可知脾胃的强弱，对人体健康十分重要。

临床治疗，应以调理脾胃为大法，宜选性质平和，不苦不燥的药物逐步调理脾胃。拟方如下：

藿香6g　莲肉9g　木香1.5g　焦山楂9g　建曲9g　生谷麦芽各9g

水煎，日一剂，分三次服。

若素体虚弱，或因过食生冷，损伤脾阳，舌淡苔少，伴有腹胀，腹痛，便稀者，可加四君子汤（党参3～6g，白术3～6g，茯苓6～9g，甘草3g）以健脾养胃。

若吐泻之后或热病后，胃纳减少，口渴心烦，舌质红、少津者，为胃阴耗伤，应加甘寒养胃阴之品，如生山药、沙参、玉竹、石斛等。

若湿浊停滞中焦，舌苔白腻者，于方中加扁豆、滑石、苍术等。

总之，脾胃不和，特别是婴幼儿时期，更应注意调养胃气，不宜用大剂消导克伐之品，否则反伤胃气，造成不良后果。

63

十、儿童医院合剂处方的临床运用

清解一号

藿香 9g　苏梗 6g　菊花 9g　连翘 9g　芥穗 3g
生石膏 9g

适应症：感冒初期（轻症）。

加减法：

①发热不高，大便不实者；轻泻可加滑石 9g，甘草 3g，通草 3g。

②咳嗽流涕，大便稍溏，精神较差者；可加诃子 3g，前胡 6g，桔梗 3g。

③口疮糜痛，不能饮食；可加竹叶 3g，木通 3g，灯心 3g，或加黄连 1.5g。

④发热在 38℃左右，舌苔薄白，咳嗽有痰，可将藿香减半，加前胡 6g，桔梗 3g，银花 9g，黄芩 3g。

⑤体质弱，或有佝偻病，夜寐多汗，精神稍差者，可加生牡蛎 30g，生龙骨 30g，浮小麦 12g，或加麻黄根 6g。

清解二号

银花 9g　连翘 9g　地骨皮 9g　青黛 3g　白薇 9g　生石膏 15g　生地 9g　藿香 9g

适应症：感冒重症，汗出而热不退者。

加减法：

①发热较久，高热在 39℃以上，夜间及午后较重，大便正常。无汗加黄芩 9g，浮萍 9g，薄荷 9g（后下）。如大便实者，加元参；大便稀或轻泻者，减元参、生地

加黄芩 6g，滑石 6g，甘草 3g。

若舌尖红，尿黄少，心经有热者，再加竹叶 6g。

若肺热伤阴，咳嗽无痰，或痰稠，不易咯出者，再加沙参 9g。咽疼或扁桃腺化脓者，加桔梗 6～9g。

如热重舌绛，烦躁不安，热入营分者，再加局方至宝丹 0.6g，如大便稍干者，亦可用紫雪丹 0.9g，或用安宫牛黄散 0.6g，这三种药，都必须分数次，随汤药同服，不宜单服。伴有腹泻者，勿用安宫牛黄和紫雪丹，可用局方至宝丹 0.6g。

②经常头晕头痛，发热不高或不发热，大便正常，加菊花 9g，藁本 6g，僵蚕 9g；或加川芎 3g，或加牛膝 6g。

③阴虚有热，舌红少苔，经常出汗，不发热，加生牡蛎、生龙骨各 30g，麻黄根 6g，浮小麦 24g，或五味子 6g。

④里热重，无表症，大便正常或干，鼻衄者，加大黄炭 6～9g，茜草 9g，牛膝 6g 或生赭石 15g。

⑤高热退后，尿黄少，里热不清，口舌糜烂或平素心胃热盛，口舌生疮，加尾连 6g，木通 6～9g，竹叶 6g，灯心 1.5～3g。

若尿短赤而急者，亦可加上药；尿时疼痛再加甘草梢 3～6g。

肺一号

麻黄 1.5g　　杏仁 6g　　生石膏 15g　　甘草 1.5g
银花 9g　　连翘 9g　　鲜芦根 15g　　鲜茅根 15g

适应症：气管炎，肺炎初期之发热，咳喘，或后期

65

咳喘者。

加减法：

①气管炎及肺炎，咳嗽流涕，大便正常。可加白前9g，沙参6g，无汗者加薄荷4.5g。

②肺炎咳嗽喘痰多，流涕，大便正常，体质稍差，但发热较高，在39℃以上，可加黄芩6g，浮萍9g，薄荷6g（后下）；如病势重，日期稍多，热入营分者，可再加安宫牛黄散0.6g，或加局方至宝丹0.6g，或紫雪散1.5g，均分数次，随汤药服。

③肺炎后期或气管炎，不发热，以咳喘为主，大便正常者，可加苏子6g，蒌仁9g，葶苈6g（体质弱者慎用），或加银杏6～9g。

④气管炎，咳喘重，痰多粘稠、咯不出，大便干，寐不安，加莱菔子6g，蒌仁6～9g，竺黄9g或海浮石12g；或沙参9g，赭石15g，磁石15g。

⑤气管炎咳喘，不发热，有痰，大便不正常，一天2～3次者，可加诃子6g，化橘红6g，银杏6g。

⑥如属非呼吸道病变，表现为胸闷长叹息，大便正常者，可用此方加枳壳9g，桔梗6g，菖蒲6g，郁金6g。

肺二号

麻黄2.4g　杏仁6g　生石膏9g　甘草3g　银花9g　连翘9g　黛蛤散6g　苏子4.5g　寒水石9g

适应症：咳喘重，伴有畏热者。

加减法：

①肺炎咳嗽喘促较重，高热在39℃以上，大便正

常，时有烦躁不安者，可加元参 6g，浮萍 9g，薄荷 6g（后下），苔黄或淡黄厚腻者，减元参加黄芩 9g，病势不减，再加安宫牛黄散 0.6g，或加局方至宝散 0.6g，或紫雪丹 1.5g，均分数次随汤药服用。咳嗽重或夜寐不安者，加磁石 15g；尿黄少，舌尖红，心经有热者，加竹叶 6g；大便稀，加滑石 9g；扁桃体肿大或淋巴结肿大，加赤芍 9g；发热畏冷，加防风 6g，或荆芥 6g；头痛畏冷，加芥穗 6g；发热咳嗽、有痰而不易咯出，加沙参 9g；咽疼，加苦桔梗 9g 或射干 9g，青果 9g。

②外感咳嗽流涕，或有低热者，加浮萍 6～9g，或再加黄芩 6～9g。

③咳嗽喘为主，痰多，时有烦躁，夜寐不安，不发热，可加苏子 4.5g，葶苈 6g，磁石 24g，若咳喘日久，食纳差，大便正常或干者，加莱菔子 6～9g，蒌仁 6～9g。

④咳嗽喘而痰多者，加海浮石 9～15g，或贝母 9g；伴呕吐者加赭石 15～30g；若盗汗或大便稍稀者，加生龙骨 30g，生牡蛎 30g。

咳一号

桑叶 9g　菊花 9g　杏仁 3g　白前 9g　青黛 3g
杷叶 6g　桔梗 3g

适应症：一般感冒咳嗽，发热不高，鼻流清涕，体质稍差者。

加减法：

①发热在 38℃左右，舌苔微腻，微喘，流涕有痰，可加鲜芦根 18g，北沙参 6g，前胡 6g。

②发热高，有痰流涕，大便正常，不口渴，舌苔薄白加麻黄 0.9g，生石膏 9g，甘草 1.5g。

③发热流涕，大便泄泻，体质弱，不堪重剂者，可减青黛 1.5g，杏仁 3g，加浮萍 6g，甘草 3g。

咳二号

百部 9g　白前 9g　紫菀 9g　乌梅 9g　杷叶 9g　青黛 3g　前胡 9g　杏仁 6g

适应症：久咳，不发热者。

加减法：

①大便正常，精神尚佳，痰多者，可加葶苈 9g，苏子 6g，蒌仁 6g。

②低热，痰多微喘，大便正常者，可减乌梅加浮萍 6g，麻黄 1.5g，象贝母 6g；大便稀，日 3~4 次，体质较差者，可加赤石脂 9g，石榴皮 6g，五味子 6g。

③咳嗽日久，大便不正常，汗多，体质弱者，可减杏仁，加生龙骨 15g，生牡蛎 18g，诃子 6g。

咳三号

麻黄 3g　杏仁 6g　生石膏 12g　甘草 3g　银杏 6g　清夏 6g　栝蒌仁 9g　珍珠母 30g　尾连 6g

适应症：咳嗽喘促或百日咳。

加减法：

①咳嗽喘促，日久不愈，痰多，胸痛满闷，体质尚佳，不发热者，可加苏子 9g，葶苈 6g；咳喘气令上逆者，再加赭石、磁石各 30g。

②痰多黏稠者，加黛蛤散 9g，川贝 9g，海浮石 12g。

③咳嗽喘促，痰多，胸满，夜不得安，大便稍硬者，加枳壳9g，生磁石30g，葶苈9g。

④咳嗽喘促发憋者，加菖蒲6g，郁金6g。

⑤咳嗽喘而兼有盗汗或大便稍稀者，加生牡蛎、生龙骨各30g。

⑥百日咳中后期，仍咳嗽较重，痰多呕吐，不能安寐者，加生赭石30g，海浮石15g，或再加五味子6g。

⑦百日咳初期，应以开肺为宜，如用原方，可减去银杏为妥。

⑧用本方治疗，宜用开水煎药，不可久煎，约20分钟即可。

喘一号

麻黄1.5g　杏仁6g　生石膏9g　甘草1.5g　苏子3g　莱菔子6g　白前6g　银杏6g

适应症：实喘初期。

加减法：

①喘促初期较重，有痰，无大热，胸满烦急，大便正常者，酌加葶苈6g，蒌仁6g。

②喘促较重，有痰，不发热伴有轻度腹泻者，加诃子6g，赤石脂9g。

③喘促较重、伴发热流涕，减银杏，加浮萍6g，牛蒡子6g，薄荷3g。

喘二号

寸冬9g　五味子6g　银杏9g　紫菀9g　百合9g　兜铃9g

适应症：虚喘反复发作，舌苔不厚腻，不发热，大便正常者，可暂用，不可连服。如痰多，舌苔厚腻者，不宜服。如实喘，发热，有外感症者，不可服。

加减法：虚喘有痰，口中淡，有粘涎，加清半夏6g，化橘红6g，如舌苔厚腻减寸冬，将五味子、银杏减半。

喘三号

生牡蛎15g　生龙骨15g　牛蒡子4.5g　苏子6g生石膏12g　清半夏6g　生杭芍9g

适应症：喘息病症后期，或用于外感伴有喘息或有痰，服小青龙汤后，病未痊愈，或愈后又复发者。若病重，可将药量加倍。

加减法：

①喘息初期，应开肺驱邪为主，如胸满痰多者，可酌加枳壳6g，蒌仁9g。

②喘息有外感症，须兼开肺，酌加麻黄3g，杏仁6g，生石膏加至18g。

喘四号

柴胡9g　防风9g　乌梅9g　五味子9g　甘草3g

适应症：适用于发作性喘息，体质较差，大便不实，口不渴，有定时发冷发热表现者。

加减法：

如发冷发热不重，可将柴胡、防风减半用。如发热较高，可将方中乌梅、五味子减半用。

须予注意的是，此方透散药和收敛药均较强，不宜早用、多用，可参考小青龙汤之用法。

止泻一号

藿香 9g　葛根 3g　黄芩 3g　木香 3g　伏龙肝 9g　茯苓 9g　泽泻 9g

适应症：**热泻**（单纯性消化不良或轻度肠炎）。

加减法：

①大便稀，有粘液，或轻度发热者，加尾连 6g，浮萍 6g，甘草 3g。

②单纯性消化不良，水样便者，加车前子 9g，石榴皮 9g 或诃子 9g，腹泻较久加生山药 9g。

③脓血便，或近于痢疾者，加黄连 6g（或尾连），黄芩 3g，白头翁 6g，赤芍 6g。

④腹泻次数较多，干呕或吐、微烦者，加黄连 6g，吴萸 3g，芍药 6g。

⑤肠炎或痢疾后期，大便次数仍多。有轻度发热者，加赤石脂 9g，白头翁 6g，地榆 6g。

止泻二号

藿香 6g　党参 6g　莲肉 9g　扁豆 9g　谷芽 9g　诃子 6g

适应症：**脾虚泄泻，久泻不止**。如有发热，或泄泻稀便初起，均非所宜。

加减法：

①久泻脾胃虚，饮食少，神疲体弱者，加白术 3g，茯苓 6g，炙草 3g。

②久泻不止，大便次数较多而小便少者，加赤石脂 9g，石榴皮 9g，车前子 9g。

③久泻不止，不发热，胃纳差，尿频而少者，加建

71

曲 6g，鸡内金 6g，车前子 6g。

调中一号

木香 1.5g   木瓜 9g   建曲 9g   焦山楂 9g   草蔻 3g   生谷芽 9g   生麦芽 9g

适应症：食欲不振。

加减法：

①腹稍胀者，加莱菔子 9g，藿香 9g，陈皮 6g，建曲 9g。

②腹痛或胃痛，不思食，口不渴，不喜凉饮，精神较差者，加桂枝 6g，杭芍 9g，元胡 6g 或香附 9g，荷梗 9g，阵痛者加丹参 9g。

③胃纳不佳，时或腹痛，或有腹满，大便正常者，加莱菔子 9g，内金 6g，香橼 6g。

④不欲食，腹中不舒，大便稍稀，精神不振者，加莲肉 9g，党参 3g，山药 6g；如尿少者，再加车前子 6g。

调中二号

党参 9g   茯苓 9g   白术 3g   甘草 3g   焦山楂 6g   生麦芽 9g   川朴 3g

适应症：脾胃虚弱，不思饮食。

加减法：

①胃纳欠佳，精神不振，腹泻，或有腹微痛者，加莲肉 9g，内金 6g，诃子 6g。

②腹痛，不思饮食或有干呕，大便不泻，口不干渴者，加桂枝 6g，杭芍 9g，香橼 6g，或加生姜 2 片。

③腹痛，不欲食，精神不振，口不干渴，大便不正

常者，加附子 3g，干姜 1.5g。

肝炎一号

茵陈 12g　焦栀子 9g　黄柏 6g　豆卷 9g　郁金 1.5g　焦山楂 9g　通草 3g

适应症：肝炎黄疸期。

加减法：

①肝炎初期或发黄待查；或胆道梗阻，可加麻黄 3g，连翘 9g，赤小豆 12g（如为周岁以内者减半用）。

②黄疸明显，体质较差，年龄较小者，原方减半，再加赤小豆 9g，泽泻 6g，六一散 6g。

③肝炎后期，肝功能未恢复，或有肝区不适，或有腹胀懒倦者，加赤小豆 12g，荷梗 9g，紫石英 12g。

④肝炎后期，肝功未恢复正常，食纳不佳，腹痛者，加杭芍 9g，当归 6g，紫石英 9g，焦三仙 15g。

肝炎二号

柴胡 3g　当归 4.5g　杭芍 9g　茯苓 9g　白术 3g　甘草 3g　薄荷 1.5g

适应症：黄疸恢复期。

加减法：

①肝炎后期，不思饮食，精神稍差或腹中不舒者，加焦三仙 18g，川厚朴 6g，荷梗 6g。

②肝炎后期，不思食，精神差，稍有发黄者，加谷芽 9g，麦芽 9g，茵陈 12g。

③肝炎后期，肝区疼痛或腹胀、不欲食，肝功能未恢复者，加紫石英 9g，荷梗 9g，川厚朴 6g。

④肝炎单项谷丙转氨酶偏高、腹胀痛，纳差，大便

73

正常者，加莱菔子 9g，焦三仙 15g，紫石英 9g，头晕者，加川芎 3g，菊花 9g，生赭石 15g。

肾炎一号

浮萍 9g　连翘 9g　赤小豆 30g　茯苓皮 9g　泽泻 6g　滑石 9g　冬瓜皮 9g　大小蓟 12g　茜草 9g

适应症：急性肾炎（风水）。

加减法：

①浮肿，小便不利，镜检轻度血尿，加竹叶 6g，木通 3g，灯心 1.5g；或加滑石 9g，通草 3g。

②发热者，加麻黄 1.5g。

③初起浮肿，镜检血尿明显者，加大黄炭 6g，棕炭 9g，生地炭 3g；如病情稍长者，除选加上药外，再加桔梗 9g，升麻 6g。

肾炎二号

党参 12g　茯苓 9g　山药 12g　白术 6g　泽泻 9g　生牡蛎 15g　丹参 9g　地榆 9g

适应症：慢性肾炎。

加减法：

①肾炎后期或中期，血尿，蛋白尿，有虚象者，加续断 9g，山药 9g，棕炭 9g，生地炭 9g。

②肾炎中后期，血尿，蛋白尿较重，虚象较甚者，加黄芪 9g，茜草 6g，升麻 6g，桔梗 9g。

③肾炎中后期，尿蛋白显著，浮肿轻，或明显浮肿，精神尚可，有虚象者，加龙骨 9g，浮萍 9g，赤小豆 15g。

肾炎三号

茯苓 9g　　旱莲草 9g　　女贞子 9g　　山药 9g　　侧柏
9g　　通草 3g

适应症：肾炎恢复期。

加减法：

①肾炎恢复期，尿检正常，不浮肿，无其他症状者，服用原方，或加六一散 6g。

②肾炎恢复期，尿检有少量红细胞，不浮肿，加茜草 9g，煅牡蛎 15g，桔梗 6g，若尿中红细胞较多者，加棕炭 6g。

③肾炎恢复期，尿蛋白微量，或有少量红细胞者，可加续断 9g，白术 6g，或扁豆 9g；甚者可加升麻 6g，柴胡 6g，黄芪 6g。

缩泉一号

桑螵蛸 9g　　莲子心 3g　　菟丝子 12g　　菖蒲 3g
覆盆子 9g　　乌药 6g　　分心木 6g　　灯心 1.5g　　尾
连 3g

适应症：尿频，遗尿。

加减法：

①遗尿或尿频不痛，口不干渴者，可加升麻、柴胡、五味子各 6g。若遗尿日久不愈，有虚象者，将升麻、柴胡加至 9g，去五味子，加桔梗 9g。无腹满者亦可用。

②小便频数，有轻度尿道疼痛，但非淋涩样剧痛，加竹叶 3g，木通 3g，灯心 3g。

缩泉二号

桑螵蛸 9g　　五味子 6g　　菟丝子 12g　　生牡蛎 15g

覆盆子 9g　炙黄芪 9g　桂枝 6g　分心木 6g

适应症：遗尿。

加减法：

①小儿遗尿，体质差，诸治效果不良，呈现虚弱现象者，可加党参 9g，益智仁 6g，生龙骨 15g。

②遗尿日久不愈，口不干渴，表现为肾阳虚者，加生龙骨 15g，肉桂 3g。

通络一号

桑枝 30g　桑寄生 12g　威灵仙 9g　牛膝 3g　钩藤 9g　木瓜 9g　生地 9g　夜交藤 12g　千年健 9g

适应症：关节疼痛。

加减法：

①关节疼痛，行动不利，或有轻度浮肿。不发热者，加秦艽 9g，防己 9g，独活 3g；浮肿疼痛甚者，再加桂枝 6g，杭芍 9g。

②脑炎后遗症，四肢拘急或有抽搐，神识尚清者，加杭白芍 9g，生石决 30g，生龙齿 24g。

③鞘膜积液（肾囊积水），初期加猪苓 9g，泽泻 9g，瞿麦 9g。

④胸满肢痿时有痒痛，四肢窜痛者，加栝蒌仁 9g，桂枝 6g，薤白 9g。

⑤血小板减少性紫癜，关节疼痛稍肿者，加杭芍 9g，当归 6g，茜草 9g，防己 9g。

清润

生地 6g　元参 6g　麦冬 6g　元明粉 3g

适应症：阴虚便秘，经常大便干燥，饮食如常。如服上药未见显效者，加郁李仁 6g，麻仁 6g；体质壮者，再加酒军 3g。若大便已通，必须隔日再服，不可连日服。

呕吐一号

藿香 6g　竹茹 9g　法半夏 3g　陈皮 3g　伏龙肝 9g　生姜 1 片

适应症：一般呕吐症。

加减法：

①不能饮食，胃逆不舒，大便正常，加赭石 9g，清半夏 6g，吴茱萸 1.5g。

②呕吐较甚，不能受食，时时上逆泛呕，大便略稀者，可以加川黄连 3g，吴茱萸 2.4g，苏叶 0.9g。

③呕吐日久，反复发作，大便稍干，不能安寐，时有烦呕者，加珍珠母 24g，尾连 6g，吴茱萸 3g。

宁心一号

首乌藤 12g　枣仁 9g　钩藤 9g　珍珠母 15g　远志 3g　莲心 1.5g

加减法：

①内有蓄热，时有烦急，体质壮实，不发热者，加赭石 24g，牡蛎 24g，龙齿 15g（或龙骨 24g）。

②惊悸烦躁不安，大便稍干者，加珍珠母 15g，牡蛎 24g，杭芍 9g。

③肝热发惊，时有烦急，甚则抽风，不发热，大便实者，加生石决、磁石各 24g，牛膝 9g。

④经常因发热抽风，加朱茯神、朱连翘各 9g，生石决 30g。

77

⑤癫痫经常发作或精神异常，加生铁落 30g，海浮石 15g，灵磁石 30g。

⑥睡眠不安多梦，大便干，烦躁，口干喜饮者，加尾连 6g，朱灯心 3g，朱连翘 9g。

化毒一号

生地 9g   青黛 3g   败酱草 15g   紫草 3g   蒲公英 9g   白藓皮 9g   地肤子 9g

适应症：皮肤疾患。

加减法：

①皮肤湿疹或疖肿偏于湿重，体质壮实，大便干结者，加苦参 9g，紫花地丁 6g，大青叶 9g；若反复发作，时轻时重，大便不实者，加泽泻 6g，苦参 6g，防风 6g。

②荨麻疹反复发作不愈，加麻黄 3g，苍术、黄柏各 6g。

③荨麻疹、湿疹、疖肿，除应用上述加减法外，亦可加赤芍、紫花地丁、泽泻、木通各 9g。

④颈淋巴腺炎，非结核性者，加山甲 9g，皂刺 12g，赤芍 9g（或桃仁 6g），红花 6g。

青黄粉

轻粉 3g   松花粉 9g   黄柏粉 9g   青黛 3g

上药共研匀，香油调擦患处，每日 2～3 次。

适应证：湿疹。

第二部分　临床医案

　　这部分病例，取材于 1960～1964 年金老医师在病房带徒及临床指导治疗的多种疾病的病案记录，并附我们的学习体会。

一、肺炎证治

　　金老医师于 1960～1964 年冬春季节，治疗肺炎 400 余例，其中抢救了不少垂危病人，根据祖国医学辨证论治的原则，总结了诊治肺炎理、法、方、药的规律。过去所见有关肺炎的各种分型，只不过是从不同的角度反映病人在病程中的主要病理特点，难以说明整个病程的变化，因而须以临床症状及其治则方药找出其共同点和不同点，现归纳整理出以下十一种病理情况，并附治则、方药如下：

　　1. 表证证治：一般入院病人，大多已经过解表透邪，或病邪已深入于里，很少还有表邪。但在病程中，复感新邪，或为"伏邪"有外达的趋势，仍当解表透邪，偏于肺气不宣者，用蒌皮、栀子皮；偏于伏邪者，用栀子豉汤。

　　2. 燥热证治：发热烦躁不宁，咳嗽痰稠，唇红，口干，舌质红或微绛，苔黄而干或有刺，脉洪数，或数而不滑，系内有燥热，热偏重，热邪化燥灼津。这些症状常表现在肺炎初期或病后重感发热时，治以辛凉甘润法，以清金宣解。如偏重透邪，用桑杏汤或喻氏清燥救肺汤加减。偏重养阴，则用沙参麦门冬汤加减。

3. 痰热证治：发热咳嗽，痰盛，胸满气粗，口干或口内黏腻，苔黄腻或干，脉滑数或洪数。系内有痰热，多见于肺炎初期，治以辛凉清化法，偏于热痰者，用天竺黄、贝母、海浮石、旋覆花等；偏于湿痰者，选用滑石、扁豆、黄芩、化橘红（对症选其中的一、二味）。

4. 邪入营血证治：发热痰盛，神识昏蒙或抽搐，扬手掷足，循衣摸床（较少见，高热、热邪深陷时易见），苔垢厚或舌绛而干，脉细数或似有若无，此为邪入营血。治以辛凉透邪、芳香开窍、气营两清为大法，方用清营汤，清营汤和白虎汤加减。

5. 挟湿证治：发热有汗，痰稀粘，胸闷不舒，肢体倦怠，口不渴，或有口疮或伴腹泻，苔厚腻或白滑，脉濡数或滑数，此为挟湿。肺炎初期、中期或后期均可出现。其治疗原则，偏于外湿者，以辛凉加淡渗芳化驱邪，用苇茎汤加减；偏于内湿者，当理脾化湿，常用加味天水散，挟暑热者加六一散。

6. 阴虚证治：因热邪久羁不退，或午后高热，时烦有汗，或禀赋虚弱，神情烦倦，咳嗽喘息，舌绛无苔或苔薄，脉濡数或细数，此为阴虚，治以辛凉合养阴法，肺阴虚、偏于气分者，用沙参麦门冬汤；偏于血分者，用麦冬、生地。胃阴虚用石斛、知母。肾阴虚用龟板、鳖甲、牡蛎。因阴虚不能作汗者，用玉竹、花粉以滋阴润燥。

7. **邪正相搏证治**：高热喘促，发绀，四肢末端凉，心律增快，肝大或心律不齐（心肌炎或心力衰竭），脉沉细数或至数不调，为正邪相搏，如邪盛则应驱邪，正衰方须扶正，有痰热则清化，入营则清营。

8. **肾不纳气证治**：面色苍白或发绀，呼吸困难，喘息抬肩，自汗，起卧不安，为肾不纳气，出现在病的后期，治当滋潜固肾，常用沙参麦门冬汤加龙骨、牡蛎。

9. **阴阳俱虚证治**：高热或体温不升，面色苍暗发灰，四肢逆冷，两目无神，呼吸浅、发憋呈倒气状，此为阴阳俱虚，多出现于肺炎晚期，治当以扶正为急，方用生脉散或麦门冬汤加减。

10. **正气欲脱证治**：体温不高或体温骤降，面色苍白，头身汗出，气乏神倦，脉濡数无力，此为正气欲脱，方用独参汤。

11. **恢复期证治**：患儿一般情况好转，需要恢复其体力精神，肺炎后常有阴虚，治当甘寒滋养肺胃之阴，用沙参麦门冬汤加减。如患者是从肾不纳气或阴阳俱衰的情况下抢救过来的，仍须佐以扶正潜纳之品。因长期低热多汗者，用潜阳育阴法，以调和阴阳。

兹列举以下病例：

（一）支气管肺炎2例

例一　陈×，女孩，3岁9月，病案号：127912。

发热四天，体温38℃，咳嗽而喘，有汗，口微渴，于1963年11月15日入院。

入院检查：急性病容，呼吸促，轻度鼻扇，咽红肿，心率 152 次/分，右背下部叩诊有浊音，听诊有中小水泡音，肝肋下未触及，剑突下可触及 2.5 厘米。

胸透：两肺纹理粗厚，有轻度肺气肿，右下肺内带有小片状浸润。

11 月 15 日，一诊：舌质红，苔微黄，脉弦濡数。

辨证：素体阴虚，肺有蕴热，复感风邪，以致发热，咳嗽气促。

治则：辛凉轻剂，肃肺达邪，少佐甘寒，清养阴分。

方药：

桑叶 9g　菊花 9g　连翘 9g　桔梗 4.5g　麻黄 0.3g　杏仁 9g　蒌皮 9g　银花 9g　竹叶 6g　生石膏 15g，一剂。

11 月 16 日，二诊：热退，咳嗽尚频，痰中含血丝，舌质红，苔薄黄，脉弦濡数。

辨证：身热渐退，肺阴已伤，肃降失司。

方药：前方加减。去麻黄及生石膏、竹叶，加沙参 9g，川贝 6g，玉竹 6g，二剂，日一剂。

11 月 18 日，三诊：阵发性咳嗽，痰减少，肺内啰音减少，舌质微红，苔微黄，脉弦软。

辨证：病邪渐退，肺内尚有虚热留连。

治则：仍以辛凉，清肃肺气，少佐止咳和中之法。

方药：

桑叶 9g　菊花 9g　杏仁 6g　杷叶 9g　连翘 9g　橘络 6g　谷芽 9g　川贝 9g　甘草 3g　银杏 6g

二剂，日一剂。

11月20日，四诊：患儿仍咳嗽，痰不多，神烦哭闹，舌质微红，苔薄黄，脉弦软。

辨证：肺阴未复，下焦阴分偏虚，呈虚热上浮之象。

治则：辛凉轻剂，肃肺降逆，佐以滋潜养阴之法。

方药：

桑叶9g　菊花6g　连翘9g　杏仁6g　杷叶9g
银花9g　鲜芦茅根各30g　生龟板9g　生鳖甲9g
生杭芍9g，二剂，日一剂。

11月22日：服药后渐安静，咳嗽减轻，仍有少量痰，有时阵咳，上方去养阴之生龟板、生鳖甲，加止咳化痰之川贝，护肺之银杏，生发胃气之生谷稻芽。二剂后于11月24日痊愈出院。

体会：本例按表证、燥热证治用药，以清肺养阴润燥、止咳化痰之桑菊饮为主方，病初期加用了石膏、麻黄，清透肺部蕴热，因小儿素体阴虚，故麻黄只用0.3g，轻轻宣肺而不伤阴，同时加用玉竹、沙参，甘寒养阴。金老自始至终均用桑叶、菊花、连翘、杏仁、杷叶，干咳少痰时，加用橘络、川贝，润燥化痰。在恢复期，肺热留连，下焦阴分不足，有虚热上浮之阴虚见证，加用三甲中之生龟板、生鳖甲及甘酸化阴之杭芍以滋潜下焦，继用调理脾胃，润肺止咳而收效。

例二　张××，1岁半，男孩。

因高热咳嗽发憋，呕吐，腹泻三天，于1960年11月5日入院（曾于20天前因麻疹肺炎，住县医院痊愈

83

出院）。

入院检查：体温 39.8℃，面色苍，呼吸短促，鼻扇发绀，两肺有中小水泡音，左侧明显，局部叩诊有浊音，舌绛苔微褐少津，脉弦细数。

辨证：疹后阴虚，复感时邪，痰热蕴肺。

治则：清解养阴，肃肺化痰。

方药：

麻黄 0.6g　杏仁 9g　生石膏 15g　甘草 2.4g　银花 9g　连翘 9g　川贝 9g　杷叶 9g　鲜芦根 24g　玉竹 15g，二剂，日一剂。

11月7日，再诊：体温退至 38℃，喘憋明显见好，已无鼻扇发绀现象，以前方佐养阴潜阳之品。

方药：

麻黄 0.6g　杏仁 9g　生石膏 9g　甘草 2.4g　银花 9g　连翘 9g　青蒿 6g　龟板 12g　元参 9g　白薇 9g，二剂，日一剂。

11月10日，三诊：已不烧，精神食欲好转，咳嗽有痰，肺内仍可闻中水泡音，苔微褐腻，脉软数，再拟前方加减。

方药：

麻黄 0.3g　杏仁 6g　生石膏 12g　甘草 2.4g　银花 9g　连翘 9g　青蒿 3g　龟板 9g　竺黄 6g　川贝 9g　滑石 6g　三剂，日一剂。

药后于11月13日，痊愈出院。

体会：本例病情较重，在整个病程中用麻杏石甘汤加减治疗，初期按痰热证治，恢复期则以阴虚加入养阴药物而收效。

（二）病毒性肺炎 3 例

例一　高××，女孩，9 月，病案号：504077。

因九天来高热 40℃ 左右，嗜睡，伴喘憋，不欲饮水，腹泻频数，以病毒性肺炎于 1964 年 2 月 16 日收住院。

入院检查：神志清，嗜睡，气促，鼻扇，汗多，指纹不显，舌质红，苔白。

2 月 16 日，一诊：

辨证：外感风热，未得透解，肺失肃降，又因脾运失常，以致喘促、腹泻交作，多日不解，阴分已伤。

治则：辛凉肃肺，透气达邪，少佐健脾化湿之法。

方药：

麻黄 0.9g　杏仁 6g　生石膏 12g　甘草 3g　银花 12g　连翘 9g　杷叶 9g　桔梗 3g　豆豉 3g　滑石 9g　扁豆 12g　黄芩 3g，一剂。

2 月 17 日，二诊：体温仍 39.5℃ 左右，无汗，口周微青，二目发直，咳喘，便溏，不欲饮，舌红，苔白少津。

辨证：热邪深重，阴分耗伤，肺失肃降，脾胃运化失常，肺脾同病。

治则：辛凉肃肺，甘寒养阴，佐以健脾化湿。

方药：

银花 9g　连翘 9g　薄荷 9g　桑叶 6g　花粉 9g　象贝 9g　山药 24g　沙参 9g　白薇 9g　滑石 6g　甘草 4.5g　豆豉 6g　元参 6g　羚羊粉 1.2g，一剂。

85

2月18日，三诊：发热入夜尤甚，达39℃，烦闹啼哭，腹胀，大便一日10次，稀黄，舌红，苔白而干。

辨证：热邪羁留，肺失肃降，呈热灼阴耗而阳浮之象。

治则：辛凉肃降，甘寒养阴，佐以滋潜退热法。

方药：

麻黄0.6g　杏仁9g　甘草3g　生石膏9g　银花9g　连翘6g　白薇9g　沙参9g　元参9g　生鳖甲15g　生牡蛎30g　花粉9g　生石决18g　牛黄散1.2g，二剂，日一剂。

2月20日，四诊：精神食欲均好转，舌红，苔白而干，惟时有烦躁。

辨证：阴伤未复，肝肾阴虚。

治则：清解蕴热，滋潜养阴，少佐调理脾胃。

方药：

青蒿6g　鳖甲15g　桑叶9g　菊花9g　杭芍6g　山药9g　莲肉9g　滑石9g　甘草3g　白薇9g　生牡蛎30g　生石决9g，三剂，日一剂。

2月23日，五诊：热退已四天，微烦，大便一日3次，舌质红，苔薄白少。

上方去青蒿、鳖甲，继服四剂，痊愈出院。

体会：此患儿高热九天不退，无汗，不欲饮，便溏，腹胀，嗜睡，喘憋，金老医师认为热久不解，阴已耗伤，肺失肃降，脾失健运，呈现内伤外感、肺脾同病，按挟湿、阴虚证治，用辛凉清肺，甘寒养阴，佐健脾化湿之法，处方先以银翘散加扁豆、山药、滑石、牡蛎。服药后热仍羁留不解、腹泻、两目直视，为下焦阴分耗伤，虚阳浮动之象，故改用辛凉重剂之麻杏石甘汤，佐滋潜下焦之元参、牡蛎、白薇，少加柔肝之杭芍，而热退、腹泻好转，嗣后患儿微烦，为阴分有热，故用青蒿、鳖甲滋潜透热，三剂后，以养肝调理脾胃而愈。

例二　王××，男孩，1岁，病案号：514951。

发热两周，喘憋一周，抽风2次，抽风时双目上窜，以肺炎于1964年3月30日入院。

入院检查：嗜睡状，面色苍，口周青，鼻扇，大便柏油样，右肺呼吸音低，有喘鸣及中小水泡音，心音尚可，舌质绛、苔少，脉弦细数。

3月30日，一诊：

辨证：素有蕴热，复感外邪，失于清解，肺失肃降，热邪深伏营分，引动肝风，痰热上蒙清窍。

治法：清透营分蕴热，开肺达邪，佐以平肝熄风祛痰之品。

方药：

银花30g　连翘15g　薄荷6g　牛蒡子6g　菖蒲4.5g　郁金6g　川贝12g　竺黄12g　蒌皮9g　钩藤9g　僵蚕9g　鲜生地15g　焦栀子9g　广角6g
局方至宝丹二丸，一剂。

3月31日，二诊：体温不高，手足凉，点头呼吸，反应差，呈正气不足之象，急用洋参、麦冬、鲜梨煎水，随时口服以扶正，羚羊面0.12g分四次服，一剂。

4月1日，三诊：手足已转温，精神弱，嗜睡，脉细数，有痰不多，鼻扇，舌红苔少。

辨证：蕴热闭郁，清窍不利，肺失肃降，阴分受伤，呈热闭灼阴之象。

治则：清解蕴热，开肺达邪，佐以甘寒养阴，开窍之品。

方药：

银花9g　连翘9g　鲜生地12g　麦冬6g　菖蒲4.5g　郁金6g　石斛9g　沙参9g　川贝9g　生牡蛎24g　姜竹茹6g　元参9g　局方至宝散0.12g，二剂，日一剂。

4月3日，四诊：药后热退，精神好转，略喘，面色黄，唇色淡，脉弦数，舌质不红，苔薄少。

辨证：热邪渐解，余热未清，肺气失于肃降，胃阴受伤，呈病久气液两虚之象。

治则：辛凉清解蕴热，甘寒养阴，佐以和胃安中之品。

方药：

银花9g　连翘9g　菖蒲3g　杷叶9g　桔梗3g　川贝9g　竺黄9g　麦冬9g　石斛9g　鲜芦根、鲜茅根各9g　谷芽9g　橘络9g，三剂，日一剂。

4月6日，五诊：一般情况好，轻咳，治宜养阴化痰调中。

方药：

沙参9g　杏仁6g　川贝9g　栀子6g　冬瓜仁9g　生谷芽9g　山药12g　苡仁9g　生牡蛎30g　银杏6g　甘草3g，三剂，日一剂，于4月9日痊愈出院。

体会：根据患儿发热二周，咳嗽一周，后又抽风，神志不清，嗜睡，舌质绛、苔少，为邪入营血证治，蕴热过甚，阴分耗伤，湿受热蒸成痰，痰热蒙困清窍，神明受扰，肝风已动，故以大剂辛凉，清透营血之热，方以犀角地黄汤为主，加劫痰之竺黄、川贝，熄风之钩藤、僵蚕，并随方加局方至宝、羚羊粉等以助芳香清透之力，更加洋参扶正托邪，终用甘寒养阴，滋潜下焦、和中安胃而愈。

例三　常××，8月，女孩。一诊：

因持续高热，咳嗽喘七天，于 1961 年 11 月 27 日入院。

入院检查：神志清，精神烦躁，面色苍白，Ⅱ°缺氧，两肺散在中小水泡音，叩左肺背浊音，唇干舌绛，苔薄，脉弦数，请金老医师诊治，认为是痰热蕴肺，以致肺气壅逆，热邪化燥，日久伤阴。

治则：辛凉宣肺合甘寒养阴，兼祛痰定喘。

方药：以麻杏石甘汤合沙参麦门冬汤加减，佐以贝母、竺黄、海浮石化痰。

在这个阶段由于所呈现的症状包括燥热、痰热、阴虚三种病理状况，故以上述方药治疗。先后四天服中药三剂。

12 月 1 日，再诊：高热不退，面灰唇焦，舌绛有芒刺，脉细数无力，下午出现肢体轻度抽动，神志昏迷，呼吸不匀，手足凉发绀，经一般处理不见效，呈倒气样呼吸。金老医师认为正不胜邪，阴伤液竭而阳不独

89

留，停原方急以扶正，方用人参、麦冬、炙草、杷叶、川贝。病情缓解后，续予养阴扶正，清化余热之品。

在这个阶段主要为阴阳俱衰，故以扶正救急为大法。四天后好转。

12月5日，三诊：体温已退，但面色苍暗，精神疲惫，喘憋腹胀，继续养阴扶正，祛痰利肺。下午患儿摇头闭眼，呼吸短促，神倦乏力，头身出汗，脉软数无力，原方照服，另加独参汤，继之以养阴扶正，调补心脾，并用镇纳之品，此为正气欲脱证治。

12月9日，四诊：患儿精神食欲渐好转，气乏而喘，神倦，四肢懈怠，这个阶段适合用阴阳俱衰及阴虚证治，治当扶正、清养肺脾之阴，使其早日恢复，后于12月13日痊愈出院。

（三）间质性肺炎1例（痰热、阴虚证治）

孙××，女孩，2岁，病案号：513004。

二十余日来发热38℃～39℃之间，近四天嗜睡，口渴欲饮，咳嗽喘，气粗，曾用过抗菌素等治疗无效，于1964年3月26日，以肺炎收住院。

入院检查：嗜睡，汗出不多，鼻扇，舌红，苔根微黄腻。

3月26日，一诊：

辨证：肺胃蕴热，兼感外邪，未得透解，湿热相合，蕴郁成痰，留连日久，渐有蒙困清窍，欲入营分之势。

治则：辛凉开肺，清解蕴热，开窍达邪，佐化痰之法。

方药：

银花 15g　　连翘 9g　　杷叶 9g　　沙参 6g　　菖蒲 6g
郁金 4.5g　　麻黄 0.9g　　桃杏仁各 4.5g　　生石膏 9g
甘草 3g　　川贝 9g　　竺黄 4.5g　　羚羊粉 0.3g，一剂。

3 月 27 日，二诊：体温 39℃，痰鸣气促，阵咳，舌红，苔根厚腻。

上方去羚羊、郁金，加局方至宝散 1.2g，竹沥 60g以清热化痰。二剂，日一剂。

3 月 29 日，三诊：体温已降至正常，一般情况好转，舌质微红，苔根褐腻。

辨证：发热已退，痰热未清，肺气肃降未复，阴分不足，余热留连。

治则：辛凉清解，肃肺化痰，清除余热。

方药：

银花 24g　　连翘 9g　　菖蒲 4.5g　　郁金 6g　　元参9g　　川象贝各 6g　　沙参 9g　　竹叶 9g　　竹茹 6g　　竺黄 9g　　桑皮 6g　　骨皮 9g　　竹沥 30g，三剂，日一剂。

4 月 2 日，四诊：未再发热，仍咳嗽有痰，继以麻杏石甘汤辛凉肃肺，以鲜芦茅根、麦冬、沙参、元参等甘寒养阴，川贝、竺黄、杷叶清热化痰而愈。于 4 月 3日痊愈出院。

体会：如患儿高热、无汗、喉间痰鸣，舌质红，辨证属痰热证治；舌苔黄，为湿已化热，热盛蒸津而成痰。故以清热化痰为主，方用银翘散、麻杏石甘汤，加竺黄、竹沥、竹茹、竹叶清化痰热，菖蒲、郁金开窍达邪，并用羚羊粉、局方至宝清热，入院三天体温降至正

91

常，后以辛凉肃肺，养阴化痰而愈。

（四）疹后肺炎1例（痰热、邪入营血、阴虚证治）

杨××，女孩，5岁，病案号：520885。

疹后发热11天，嗜睡、咳嗽伴喘，于1964年4月15日，以疹后肺炎而入院。

入院检查：嗜睡，喘促鼻扇，口周青，面唇红，口干不欲饮，无汗。

4月15日，一诊：舌质红，苔根黄腻，脉弦软数。

辨证：疹后余热未清，湿热蕴郁，复感外邪，未得透解，深伏营分，有蒙蔽清窍之势。

治则：辛凉肃肺，清透蕴热。

方药：

银花24g 连翘12g 广角6g 元参9g 鲜芦茅根各30g 竹叶6g 菖蒲4.5g 黄芩6g 僵蚕6g 黄连1.5g 滑石9g 生地15g 生石膏18g 甘草3g 羚羊粉1.2g 分四次服，一剂。

4月16日，二诊：体温仍39℃，无汗气促，口周青，面唇红，精神萎靡，大便稀粘恶臭，脉滑数，舌红，苔根黄腻。

辨证：疹后阴分早已耗伤，疹毒与湿浊纠结难解，气机不利，肺气郁闭，有毒热深伏，灼阴伤正之势，且痰浊互结，肺失肃降，须防蒙蔽清窍、神明。

治则：辛凉开肺，清化痰浊，开窍达邪之法

方药：

麻黄0.9g 杏仁9g 甘草3g 生石膏24g 银花9g 连翘9g 菖蒲4.5g 豆豉9g 黄芩6g 冬

瓜仁 9g　川贝 6g　竺黄 12g　生牡蛎 30g　郁金 6g
局方至宝丹二丸，一剂。

4 月 17 日，三诊：体温 38℃～39℃，大便稀一日
7 次，烦躁不安，无汗，嗜睡，抽风一次。舌红，苔根
微滑腻，脉弦细数。

辨证：热毒留连不解，阴伤较甚，肺失肃降，肾阴
已亏，肝失所养，呈热盛伤阴，肝风内动之象。

治则：辛凉清解，祛除蕴热，佐以甘寒养阴，滋潜
退热之法。

方药：

银花 24g　连翘 12g　生地 15g　赤芍 6g　丹皮
6g　生牡蛎 60g　元参 9g　沙参 9g　鲜芦茅根各 30g
生龟板 12g　生鳖甲 12g　甘草 4.5g　生石膏 9g　牛
黄散 1.5g，二剂，日一剂。

4 月 19 日，四诊：体温 37℃，一般情况好转，神
志清，无汗，咳嗽气粗，夜寐不安，大便一日 13 次，
舌红，苔根色褐，咳嗽有时鼻出血，唇干。

辨证：热邪久留，阴分耗伤，蕴热内闭，阳络被
伤，呈热深阴伤之象。

治则：辛凉清解，祛除蕴热，佐以滋潜固下，清养
脾阴之法。

方药：

银花 24g　连翘 9g　生地 12g　生石膏 15g　白
芍 9g　生牡蛎 30g　沙参 9g　元参 9g　桔梗 4.5g
生山药 24g　滑石 9g　甘草 9g　鳖甲 15g　赤石脂
9g，三剂，日一剂。

93

上方服后，病情好转，继以竹叶石膏汤及甘寒养阴之沙参、生地、麦冬和咸寒之鳖甲、元参、牡蛎等，清余热而痊愈。

体会：本例为麻疹后五天，疹退而热不退，嗜睡，咳喘，大便黏臭。为疹毒未除，阴分耗伤，疹毒与湿浊纠结难解，侵营伤液，渐欲蒙闭。属于阴虚、痰热邪入营血证治，急以清透痰热从里外达，方以王晋三氏犀角地黄汤加银花、连翘，更用生地、生石膏气血两清，取玉女煎之意。有嗜睡，故佐芳香的菖蒲、郁金开窍达邪，同时用少许川连清心热，使热不与湿合。因病程久，津液耗伤过甚，恐肝风内动，故取僵蚕、羚羊息风镇痉，助热外透，服药后体温仍高，为蕴热过深，非辛凉重剂，不足为功，故后用辛凉重剂，麻杏石甘汤佐用甘寒养阴，及咸寒之生牡蛎滋潜退热。因患儿体质较壮，痰浊较盛，热得依附，易致内闭，菖蒲、郁金开闭已不足，改用牛黄散、局方至宝开闭，同时助以川贝、竺黄豁痰。热毒蕴久，灼伤肺及肝肾之阴，复因患儿腹泻，津液下夺，则水不涵木，症现瘈疭，当继用咸寒，兼固下焦，故于方中加用生龟板、生鳖甲、加味天水散及赤石脂，重用牡蛎，助运化以止泻，连服四剂热退，后继用辛凉、甘寒、咸寒以清余热，并滋水养阴而愈。

按：上面所归纳金老医师治疗肺炎的规律，以十一个临床证治加以概括，便于学习掌握。在应用时须辨证施治，通过四诊八纲来体会这些病的证治。金老医师以温热学说的理论为指导，根据病程及病邪所在，将肺炎分为三个阶段。第一阶段多有外邪的临床表现，先用辛

94

凉解表，但这一阶段住院病人少见。若有，则是外邪未得透解，须稍加辛透，促使邪由外解（这就是表证证治的应用）。外邪解后，不一定体温很快下降，而进入第二阶段，这段时间较长，病情复杂，变化多端，包括有上述的燥热、痰热、邪入营血……等九个证治，病人的预后，与这个阶段的治疗密切相关。第三阶段，即恢复期，调理各脏腑阴阳的平衡，帮助病人恢复机体功能。

从病因分析，一般为感染细菌或病毒，而另一方面与小儿体质，健康状态，尤其是抗体免疫能力等有密切关系。祖国医学首先考虑内因，如禀赋体弱，脾胃蕴热，或脏腑阴阳失调，不能适应自然界气候的变化而发病，也就是说外因取决于内因。故在治疗方面，虽有"急则治其标，缓则治其本"之说，而临床往往须标本兼治。

金老医师于肺炎治疗中，特别重视养阴，因病人或多或少有阴阳不平衡状态，加上热性病容易耗伤阴液，时刻提醒我们注意阴分，常用养阴药。我们不能认为养阴就是滋腻药，而很快就联系到留邪的问题，金老医师运用养阴药是在调和阴阳的基础上，采用不重伤其阴的办法，灵活运用不同的养阴药，如病毒肺炎例三，第一阶段考虑日久伤阴，加沙参麦冬汤而邪未解，病情恶化，则以生脉散加味急救，又主以独参汤，痰热渐解，正气渐复，并用潜纳之牡蛎、鳖甲等味，继用甘寒养阴扶正之品，而促使恢复，故当热邪久羁，屡清不退时，反对妄用发汗药，更伤其阴，而是进一步滋阴，使阴液恢复，达到退热的目的。当肺肾两虚时，更强调"留得一分津液，便有一分生机"的论点，所以金老医师治疗肺炎等病的规律，也可以说是一套养阴扶阳，气液两顾的办法。

麻杏石甘汤的应用：从支气管肺炎例二所见，于整个病程中，一直用麻杏石甘汤为基本方，金老医师予以随证加减，很快获得治愈。对四味药的用量及与其他药的配伍有一定比例和变化。此方可治多种疾病，方中麻黄的运用，一般在病的初期，表邪重而热不重时，或肺气郁闭而喘者，麻黄一般不超过 3 克，体弱者仅用 0.6～1 克，有时只用 0.3 克，达到宣肺目的即可。若内热甚，石膏用量可稍大，以石膏之辛寒，为热邪清除根源，再以杏仁肃肺、定喘逆；甘草和中。此方为辛凉重剂，能畅利肺气，疏泄肺邪，清化肺热。在这个基础上，进一步扩大运用范围，而不拘泥于《伤寒论》中"汗出而喘，无大热"的条文，有大热亦可用，并将生石膏用量加大。只要善于辨证，灵活加减，本方可以治疗各种类型的肺炎。

二、支气管炎证治

喘息性支气管炎 2 例

例一　薛××，男孩，七岁。

患儿出生以来经常患咳喘，近三天咳喘发作，西医诊为喘息性支气管炎，于 1962 年 10 月 10 日收入住院。

入院检查：精神疲弱，面色苍白，唇红，两肺均布有喘鸣音，心音有力，舌质红，苔薄白，脉濡数。

胸透：两肺野透亮度增加，双膈肌低位，纹理著，心影相对缩小。

诊断：支气管喘息。

辨证：素有喘症，近又发作，呈肺失肃降，风邪束表之症。

治则：辛凉肃降，化痰定喘。

方药：

麻黄 0.6g　杏仁 9g　生石膏 24g　甘草 2.4g 川贝 9g　竹茹 6g　鲜杷叶 12g　鲜芦根 30g　五味子 3g，二剂，日一剂。

10月13日，二诊：体温 37℃ 左右，喘咳减，有汗，肺部少量喘鸣音，舌红，苔薄白，脉右弦滑细数。

辨证：余热留连，阴分未复。

治则：辛凉肃肺，少佐养阴解热。

方药：

麻黄 0.6g　杏仁 9g　生石膏 18g　甘草 2.4g 川贝 9g　竺黄 9g　元参 12g　白薇 9g　生鳖甲 9g 五味子 1.5g，五剂，日一剂。

10月18日，三诊：热退，精神食纳好转，两肺少量喘鸣音，舌质正常，苔薄白，脉弦细。

辨证：同前。

治则：辛凉肃肺，甘寒养阴。

方药：

沙参 9g　麦冬 6g　桑叶 6g　蒌皮 9g　川贝 9g 杏仁 9g　黄芩 6g　桔梗 4.5g　银杏 3g　冬瓜仁 9g，二剂，日一剂。

10月20日，四诊：尿床一次，低热，前方加牡蛎，二剂，日一剂。

10 月 22 日，五诊：体温正常，不喘，轻咳，舌质红，苔白，脉濡数，继以甘寒养阴，清肃肺络之法调理，而于 10 月 25 日痊愈出院。

体会：此例经常犯喘，舌质红，为素有蕴热，阴分暗伤，复感风邪而发。故金老医师初用辛凉之麻杏石甘汤为主，但麻黄只用 0.6g，生石膏却用 24g，既开肺平喘，又能清热，继而以甘寒养阴润肺，配合五味子、银杏酸甘化阴而收功。后患儿又尿床一次，系肺气虚、肾气不足所致，故以生牡蛎滋潜固下、定喘而愈。

例二　梁×，女孩，3 岁。

患儿经常犯喘，近四日感冒咳嗽，喘一天，于 1963 年 3 月 19 日入院。

入院检查：面色苍，喘息状态，口周略青紫，咽红，心律快，两肺可听喘鸣音，肝肋下 2 厘米。

3 月 19 日，一诊：舌质正常，苔薄白，脉弦数。

辨证：素有喘症，复感外邪，肺失肃降，气机不畅。

治则：辛凉肃肺，调畅气机，降逆止喘。

方药：

麻黄 0.6g　杏仁 9g　生石膏 12g　甘草 3g　苏子 6g　杷叶 9g　蒌皮 9g　芦根 18g　桔梗 3g　冬瓜子 9g，一剂，日一剂。

3 月 20 日，二诊：喘减轻，咳嗽有痰，舌质正常，苔白微腻，脉弦数。

辨证：痰浊留连，肃降不利，日久脾肾不足。

治则：肃肺降逆，化痰浊，和中益肾。

方药：

麻黄 0.6g　杏仁 9g　生石膏 18g　甘草 3g　苏子 6g　银杏 6g　蒌皮 9g　生龙骨 12g　橘红 4.5g 冬瓜仁 9g　生牡蛎 24g，一剂。

3月21日，三诊：热退，有汗，前方加鲜芦茅根各 24g。

以后继服上方共 7 剂，于 3 月 28 日痊愈出院。

体会：患儿虽经常犯喘，但舌质正常，苔白微腻，有痰。金老医师认为此喘乃痰浊蕴肺，阻碍气机而喘，近感外邪而诱发，故以麻杏石甘汤为主，麻黄用 0.6 克，因热不盛，故生石膏只用 12 克，因痰浊为湿邪，故以千金苇茎汤中芦根、冬瓜子化湿祛痰，橘红健脾化痰，苏子降逆止喘，终以生龙牡潜纳益肾，共奏止咳平喘之功。

按：对于咳喘的辨证，金老医师注意分辨实证、虚证；在病因病理方面，辨别风寒、湿热、痰浊等不同情况，基本上用麻杏石甘汤加减：

因寒而喘者，麻黄量稍大 2.4～3g。

虚喘有汗者，麻黄量偏小 0.3～0.6g。

肺热盛者，加黄芩，生石膏量偏大 18～24g，并加用银花、连翘。

湿热合邪与痰浊互结者，加滑石、芦根、冬瓜仁等，利湿化痰。

腹胀，加厚朴理气除胀。同时以苏子降逆止喘。

此类患儿，往往因经常犯喘，肺阴不足，肾不纳气，故常加甘寒养阴药，如鲜芦根、沙参，亦可用五味子、银杏甘酸敛阴护肺，无表邪者，以生鳖甲、生龙牡潜纳定喘。运用以上治则，以麻杏石甘汤灵活加减，一般效果良好。

三、肺脓疡证治

病例　周××，女孩，八岁，于1961年11月8日入院。

病历摘要：持续高热39℃～40℃已一月，多在下午及晚上体温上升，发热前恶寒甚，唇甲发紫而凉，继而转红，有汗，近2天时有咳嗽而无痰，不欲饮水，大便干结。

患儿近半年来身体消瘦，经常感冒发热咳嗽，病后曾服过多种抗菌素及注射青霉素未见效，转来中医门诊，胸透右肺大片圆形浸润，以肺脓疡收入住院。

11月8日，一诊：苔白腻满布舌面，脉弦数。

辨证：内蕴湿热，外感时邪，失于清解。

治则：清化湿热，宣肺达邪。

方药：

麻黄0.6g　杏仁6g　生石膏12g　甘草3g　栀子6g　豆豉6g　柴胡6g　黄芩6g　芦根15g　滑石9g　苡仁9g　象贝6g，一剂。

11月9日，二诊：病情同前，舌红，苔白腻，脉弦数，仍拟清解肃肺，利湿除热。

方药：

麻黄0.6g　杏仁6g　生石膏12g　甘草3g　银

花 9g　　连翘 9g　　桑叶 6g　　薄荷 6g　　竹叶 6g　　黄芩 6g　　滑石 9g　　尾连 3g，一剂。

11 月 10 日，三诊：夜间又高烧达 40℃，舌红苔白腻，脉弦细数。

辨证：湿热互结，卫阳受抑，阴分不足，故先冷后热，午后夜间较甚。

治则：辛凉开肺，清化湿热，调和营卫，佐以咸寒滋阴潜阳退热。

方药：

麻黄 0.3g　　杏仁 6g　　生石膏 12g　　甘草 3g　　知母 6g　　山药 15g　　桂枝 1.5g　　冬瓜仁 6g　　滑石 9g　　生鳖甲 9g　　白薇 6g　　菊花 6g，一剂。

11 月 11 日，四诊：仍有高热，但发热前恶寒减轻，夜寐不安，稍有烦象。

上方去菊花，加白芍、生姜、大枣调和营卫。

11 月 12 日，五诊：服上药后仍高热，自汗出，舌微红，苔黄滑，脉弦数。

辨证：久热汗多，夜间较甚，呈热留灼阴，湿浊不化之象。

治则：辛凉开肺，清化湿热，咸寒滋阴潜阳。

方药：

麻黄 0.3g　　杏仁 6g　　生石膏 12g　　甘草 3g　　连翘 9g　　黄芩 6g　　芦茅根各 30g　　尾连 3g　　龟板 18g　　鳖甲 18g　　元参 9g，二剂，日一剂。

11 月 14 日，六诊：上方服二剂后，发热渐退，睡眠后有微汗，大便稀。

上方加生牡蛎 24g。

以后减芦茅根及芩、连，加紫菀、茯苓，服后咳止痊愈出院。

体会：患儿体质素弱，消瘦，患病又持续高热，苔白腻，为湿热互结，缠绵难解之重症。治以麻杏石甘汤辛凉开肺达邪，以千金苇茎汤之芦根、苡仁、冬瓜仁加滑石等以化湿解热，肃肺祛痰，因午后高热，有渐从热化之势，故用知母、生石膏之白虎汤以清金保液，山药代粳米和中养胃，后又因久热伤阴，故以三甲（鳖甲、牡蛎、龟板）、白薇等滋阴潜阳除热而热退病愈。

此病人虽湿与热并重，总属湿从热化之候，又有典型的畏冷寒战症状，故加入一些温性药，俾卫气通达，使邪有出路，对于挟湿的热性病，尤当注意其蕴蓄生痰，以致阻滞气机，邪气留恋。金老医师治病时刻顾及阴分，认为阴分不亏，病邪就容易透解，所以甘寒药和咸寒药，应随时参酌应用，此病人重用介类潜纳，就是根据防止阴分亏耗，病邪不致内陷而用。

四、久热不解证治

金老认为发热不解之症，于温热病中多见热邪伤耗阴分，使阴阳失于平衡，故其热难解。指出如辛温发汗后而热不退者，可能是温散太过，损伤阳气，虚阳失于依附而发热不解。阴伤而阳不偏盛者，以养阴为主，解热为辅；如朝凉暮热者，仍当从阴阳辨证；若脾阳下陷，相火上乘，则宜用甘寒除热法；若病久阴虚，阳偏盛者，则应滋养阴分，潜镇固下以除热。

例一　田××，男孩，10岁。

患儿于1963年3月3日以来高热14天，初起为低热，继而高热，呈弛张热型，午后达40℃以上，曾用西药治疗，不见好转，伴有头晕头痛而入院。

检查摘要：入院后体检，发育营养尚好，呈急性病容，其他无阳性发现。

化验室检查：血色素11.7g％，红细胞384万/立方毫米，白细胞4200/立方毫米，中性50％，淋巴48％，单核2％，血小板132，448/立方毫米，血沉4.5毫米/第一小时，二便常规（－），血培养三次（－），冷凝集素滴度试验正常，抗链球菌溶血素滴度正常，未找到疟原虫及狼疮细胞，黑热病补体结合试验（－），骨髓检查正常，淋巴活体组织检查正常，胃液中曾找到抗酸杆菌，但二次培养（－）。

诊断：发热待查。

治疗：初用氯霉素，后用抗结核治疗，均未见好转，于5月7日请金老医师诊治。

一诊：入院一月余，发热不退，夜间热，半夜自退，口不渴，热退时有汗，发热伴有头痛，但不畏冷，食欲正常，舌质红，苔黄厚少津，脉弦细数。

辨证：热邪久留，阴分耗伤，营卫不和，气机不利，呈久热不解，下焦阴分已伤，有深入内闭之象。

治则：辛凉开肺，甘寒养阴，佐以滋潜退热之法。

方药：

麻黄1.2g　杏仁10g　生石膏25g　甘草5g　沙参10g　元参10g　丹皮6g　鲜生地25g　白薇12g

103

生鳖甲 25g　　生龟板 25g　　生石决 30g

5月9日，二诊：服上方二剂后体温下降至 37.5℃以下，精神食欲好，即于前方中加杭芍 10 克，改生鳖甲 37 克，生龟板 37 克。

共服药六剂，体温降至正常，观察二周不发热，精神食欲好，于 5 月 28 日出院。

体会：金老医师认为，患儿发热多日不解，初有外感，诊治时病已二月余，因而处方用药必须研究长期发热不退的主要原因，分析此证为初期治疗没有得到辛解达邪，以致病邪留连不解。由于治疗不当，阴分已伤，故主张处方中多加养阴药物，阴分不亏，病邪即易透解，所以本例在辛凉开肺之中，加用甘寒生津和介类咸寒之品，以滋潜固下，如此才能防止阴分耗伤、病邪内陷，故治疗效果较好，退热后，重用介类收效。

104

例二　王××，男孩，7 岁，病案号：537312。

间断发热八个月，近四个月持续高热在 38℃～40℃之间，食欲不振，肢体消瘦，夜间盗汗，在外院多方治疗不见效，于 1964 年 5 月 14 日转入院。

检查摘要：入院时神清，面色苍白，查体：心肺（一），腹软，肝肋下 3 厘米，剑突下 5 厘米，质略硬，脾（一），神经系统检查（一）。

化验室检查：血色素 10g%，红细胞 360 万/立方毫米，白细胞 16,000/立方毫米，中性 67%，淋巴31%，单核 2%。血沉 128 毫米/第一小时，尿便常规（一），胸片（一），肝功、肾功正常，血培养二次（一），十二指肠液培养（一），抗链球菌溶血素"O"

滴度1：600，肥达反应（一），肝超声波检查正常。

诊断：发热待查，变应性亚败血症？

入院后除服中药外，同时给抗菌素治疗，住院23天，体温仍呈弛张热型，一般均在38℃～39℃之间，夜最高达40℃（腋下），中医开始考虑为阴虚体质，兼感外邪，未得透解，立法以清解热邪，两清气血，调和营卫为主，曾服桂枝麻黄各半汤加玉女煎，继而用麻杏石甘汤与青蒿鳖甲汤加减，又用人参白虎汤等均不见好，于6月8日请金老医师诊治。舌质红，苔白中微黄干，脉弦软数。

辨证：阴分蕴热，灼耗津液，有损及真阴之势。

治则：滋阴潜阳，佐清泻蕴热之法。

方药：

生龟板47g　生牡蛎31g　黄柏6g　知母6g　细生地10g　生杭芍10g　生贡胶10g　天麦冬各6g　生甘草4g　生谷芽10g

上药连服一周，精神食欲好转，体温波动在37℃～38℃之间，有下降之势。

6月15日二诊：舌质红，苔白，脉弦细数。

辨证：阴分蕴热，午后热起，肝肾阴分偏亏，虚阳扰动，有虚热留连、耗伤气热之象。

治则：清解养阴，滋潜退热。

方药：

青蒿6g　生龟板47g　生杭芍10g　白薇10g　胡黄连6g　冬瓜仁10g　地骨皮10g　生谷芽10g　常山3g

6月17日三诊：体温同前，原方去青蒿，加牡蛎63g，生龟板31g，苡仁10g，桂圆肉10g以滋潜育阴，清养肝肾。

服上药后，体温下降至正常，即以上方调服，体温均在正常范围，精神食欲日益好转，面部红润，服药继续观察三周，于7月10日出院。

出院时，血色素11.3g％，红细胞426万/立方毫米，白细胞11800/立方毫米，血沉10毫米/第一小时，体重增至21.5公斤，肝肋下1.5厘米，剑突下3厘米。

体会：金老医师用大补阴丸为主，滋阴潜阳，佐以清泻蕴热，重用生龟板、生鳖甲之介类，滋养肝肾，日久渐使阴阳调和，体温渐降，精神食欲好转，面色红润，而获得良效。

小结：金老医师对诊治发热一病，以午前热、午后热、或夜间发热来分析用药，认为人体在无病时，脏腑阴阳是平衡的。一旦发病，就出现不平衡状态，且体质方面，亦有差别。依据泄阳之有余和补阴之不足，使阴阳平衡，而达到"阴平阳秘，精神乃治"之目的。认为儿童为稚阴稚阳之体，体力未充，体内仅有之津液，最易因高热损耗殆尽，故重视滋养阴分而善于应用龟板、鳖甲，此两药为咸寒之品，均治阴经血分之病，鳖甲入肝益肾以除热；龟板通心入肾以滋阴。鳖甲清热之功胜于龟板；而龟板益阴之力强于鳖甲，两味同用于温病中、后期，治阴津枯竭，有补阴退热之效。这说明金老医师深通温病学说及其理法方药，且能灵活运用于临床。

五、紫癜证治

金老医师对紫癜的辨证，以兼症和出血轻重的不同，按照血络不和论治，具体治则分四个方面。

1. 止血：使用止血药要分清有热与无热，如有热象又分虚、实之不同。实则以解热凉血为主；虚则以养血、凉血、止血为主，或稍加扶正化瘀药。

2. 柔络：柔络即调和络脉，使之恢复正常运行。务使血络调和，循行通畅，以防再出血。

3. 化瘀：化瘀以清除因出血时残留内部郁滞之血，以利血液流行，杜绝后患。

4. 补虚：出血之后，气血或多或少受到损伤，易形成虚症，故应补虚养正。

这四种治疗法则，不能孤立地看待，临床须全面考虑，有时予以综合运用，或止血而兼化瘀；或止血而兼解热；或止血而兼柔络；或止血而兼养正等，以提高疗效。

107

例一　血小板减少性紫癜

王××，男，2岁，以全身出现小血点四天而入院。

一诊：以针尖大小出血点布于全身，先从额部有出血点，继而发现鼻部与左胫部捧碰后，即出紫癜。饮食欠佳，能饮水，不发热，血小板 19，400/立方毫米，出血时间 9′30″，舌质红，苔白少。

辨证：血分蕴热，气机不畅，血络违和，致皮肤出血。

治则：清热凉血，佐以养血柔络。

方药：

鲜芦根 25g　丹参 6g　白芍 10g　甘草 5g　牡蛎 25g　鲜生地 15g　茜草 5g　藕节炭 10g

二诊：服上药五剂后，出血点逐渐消退。而有流涕咳嗽，继而发热。舌质红，苔白。

辨证：余热未尽，复感外邪，以致发热咳嗽，呈肺气不利之象。

治则：辛凉解热肃肺。

方药：

桑叶 10g　菊花 10g　连翘 10g　薄荷 6g　牛蒡子 5g　焦栀 6g　豆豉 10g　元参 10g　沙参 10g　生石膏 12g　甘草 3g

三诊：服上药一剂体温下降，身有微汗，咳嗽、流涕减轻，口渴能饮，出血点基本消失，未见新出血点，舌质正常，苔白滑。

辨证：热退阴分未复，余热留恋，肺气肃降尚未复常。

治则：辛凉肃肺，甘寒养阴，少佐滋潜退热。

方药：

桑叶 10g　菊花 6g　薄荷 3g　沙参 10g　元参 6g　生牡蛎 20g　白薇 6g　鳖甲 10g　白芍 10g　甘草 3g

药后病情好转，精神食欲均佳，出血点全部消失，血小板计数 180930/立方毫米，出血时间 1′30″，痊愈出院。

体会：金老医师认为血小板减少性紫癜，多由血虚、气分失调所致，治当以养血调气，本例因有外感，故以解热肃肺为主，兼和血络，养阴潜阳法而收效。

例二 过敏性紫癜（皮肤关节型）

张××，男孩，8岁。

以腹痛两周，近日脚痛兼见皮下瘀血斑点而入院。

一诊：查体摘要：低热，少腹疼痛，伴有呕吐，肢痛，膝踝关节皮肤红肿，右下肢膝踝关节红肿尤重，行动不便，四肢散在有大小不等，突出于皮肤表面的红色斑丘疹，压之不退色，血小板正常，出血时间3′30″，凝血时间2′，舌质红，苔白少，脉弦稍数。

辨证：热邪蕴郁，营阴耗伤，血络违和，气滞作痛。

治则：清热凉血，养阴和络，少佐止血化瘀安胃之品。

方药：

鲜芦根30g　鲜生地10g　生杭芍10g　生甘草6g　生牡蛎25g　银花炭10g　丹参10g　白薇10g　藕节炭10g　川连1.5g　侧伯10g　姜竹茹10g

二诊：服上药三剂后热退，未吐，脐周尚有轻度疼痛，右膝关节仍红肿作痛，舌质微红，苔薄，脉软数。

辨证：血络蕴热留滞，肝胃不和。

治则：以清热养阴、和络调中为主。

方药：

银花12g　连翘10g　鲜茅根30g　鲜生地10g生杭芍10g　生甘草6g　茜草6g　煅牡蛎18g　藕节

109

炭 10g 姜竹茹 6g 清半夏 6g

三诊：前后共服五剂，腹痛消失，全身皮肤未见新出血点，右膝关节肿消，已能屈伸，逐渐活动自如，停药五天后，因饮食失节，腹痛复发，呕吐而禁食、禁药，皮肤又出现出血点，再请金老医师诊治。

舌质微红，苔黄腻，脉弦数。

辨证：近数日来，由于禁食未吐，仍有腹痛及皮肤出血点，症属脾胃违和，肝邪犯胃。

治则：和中安胃，柔肝镇逆之法。

方药：

姜竹茹 10g 清半夏 10g 川黄连 2g 滑石 10g
生姜 2g 杷叶 10g 生赭石 12g 旋覆花 10g 吴茱萸 1g

四诊：服上药三剂后，未再呕吐，腹痛消失，全身未再出现出血点，舌质微红，苔薄，脉弦数。

辨证：脾胃渐和，胃纳渐开，运化渐复，而久病气血两虚，脉络失养，四肢仍有陈旧出血点。

治则：清养脾胃，养血和络。

方药：

生牡蛎 30g 生龙骨 12g 茅根 30g 藕节 6g
生杭芍 6g 生贡胶 10g 朱茯神 10g 谷芽 10g 橘络 3g

体会：金老医师认为过敏性紫癜，当考虑体质的虚实，如果正气充实，以治病为主，不用养正药；如抵抗力不足，则在和血络方中，加用养正药为宜，本例初用清热凉血，养阴和络，少佐化瘀止血安胃之品，后因饮

110

食失节，腹痛呕吐，皮肤出血点复现，急则治其标，于三诊中改用和中降逆为主，金老医师谓小半夏汤与半夏泻心汤合方，可降胃气之逆，以治呕吐。患者有肝经郁火，临床表现脾虚血络运行不畅，有出血现象，因而虽以止呕镇逆为治标，亦治肝经郁火上逆之本，待胃纳渐和，继以滋潜养血、调理脾胃、养血和络而收效。

六、急性肾炎及肾病综合征证治

金老医师对于肾炎等病症，多与水气病相联系。水气病分风水、肾水两大类。风水为外感风邪，引动水气，症见头面浮肿，重则全身浮肿，治以发汗消炎利水法。一般比较符合急性肾炎所表现的症状体征。肾水则由脾肾两虚，不能制水，水湿泛滥而肿甚，当以标本论治，或利水消肿；或强壮制水。金老医师还同意张介宾对水肿病的见解。《景岳全书·杂证谟》"凡水肿等证，乃肺、脾、肾三脏相干之病……三脏各有所主，然合而言之，则总由阴盛之害，而病本皆归于肾……。"标症在肺者，症见发热恶寒、头痛、咳嗽，小便减少，浮肿多从眼睑开始，当以发汗剂治其标；全身浮肿，面色苍白，食纳欠佳者，治以健脾利水，并随时采用补肾滋潜下焦等药物以照顾患者体质。但对水肿急剧（符合慢性肾炎或肾病综合征之表现）、体质壮实者，则可考虑用泻下逐水之剂。

例一：急性肾炎。

李××，男孩，11岁。

因一周多来面部浮肿，头晕，尿黄呈茶色，二日来

111

低热，咳嗽，尿内有蛋白（＋），红细胞（＋＋＋），白细胞0～4/每视野，管型0～1/每视野，于1964年2月27日入院（发病前患过猩红热）。

查体：发育营养佳，面部眼睑浮肿明显，面赤唇红，心尖部轻度收缩期杂音，心律整，肺无啰音，肝肋下1.5厘米，剑突下3厘米，血压160/130毫米汞柱，血沉50毫米/第一小时，70毫米/第二小时，肾功能（包括白蛋白，球蛋白比例，胆固醇，非蛋白氮）正常。

2月27日一诊：舌质微红，苔薄白，脉弦数。

辨证：三焦气化失常，水气运行不利，复感外邪，肺失肃降，呈清化失司之象。

治则：辛凉开肺，通利三焦，化湿利水。

方药：

麻黄3g　杏仁9g　生石膏24g　甘草4.5g　连翘9g　豆卷9g　苓皮9g　泽泻6g　猪苓12g　竹叶4.5g　生赭石12g　旋覆花9g，三剂，日一剂。

3月1日二诊：浮肿见消，尿色浅黄，咳嗽痰中带血，头不晕，血压120/80毫米汞柱。舌质微红，苔少，脉弦数。

辨证：热邪留恋，伤及阳络。

治则：清养肺胃，养阴柔络，镇逆止血。

方药：

北沙参9g　细生地9g　川贝12g　大黄炭6g　白茅根15g　旋覆花9g　黄芩6g　川黄连1.5g　生龙骨12g　生牡蛎24g　竹叶4.5g　生杭芍9g，四剂，日一剂。

3月5日三诊：精神食欲佳，无浮肿，尿色深黄，尿检明显好转，蛋白（一），红细胞 0～2/视野，白细胞 0～2/每视野，血压 115/70 毫米汞柱，舌质微红，苔少，脉弦数。

辨证：络热渐清，元气未复。

治则：培本固元，少佐柔肝法。

方药：

元参 9g　细生地 9g　茅根 15g　煅牡蛎 24g　甘草 6g　丹皮 6g　白薇 9g　侧柏叶 9g　生杭芍 9g　生鳖甲 12g　煅龙骨 12g，三剂，日一剂。

药后一般情况恢复正常，肾功能正常，尿检（一），血沉 12 厘米/第一小时，28 厘米/第二小时，前后服药十剂而愈。

体会：本例为急性肾炎，有浮肿，尿血，高血压，初伴有低热，咳嗽，故金老医师先治其标，以肃肺兼分清浊之法。金老医师谓：头晕作胀为浊气上扰所致。浊不降、清不升，有如血液吸氧排碳不利，故初用麻杏石甘汤宣肺清热，配降逆利尿药，以分清利浊，后又因伤阴，痰中带血，先止血收敛、养阴柔肝，用参地煎、大黄炭之类，继用养阴柔络、滋潜固下收效。

例二：肾病综合征（增殖型或基底膜型）。

林×，男孩，2岁3月。

因一月来全身浮肿，尿黄少而入院。

查体摘要：血压 120/80 毫米汞柱，全身高度浮肿，腹胀大，最大腹围 58 厘米，腹水征（＋），阴囊肿大，口渴无汗，大便溏。血沉：79 厘米/第一小时，110 厘

113

米/第二小时。血生化：白蛋白 1.44g％，球蛋白 2.36g％，非蛋白氮 34.5 毫克％，胆固醇 446 毫克％。血钾 4.56 毫克当量％，血钠 150 毫克当量％。血氯 91 毫克当量％。尿蛋白定量：3g/24 小时。尿常规：蛋白（＋＋＋），红细胞（＋），白细胞（＋＋），管型（＋＋＋）。胸透：（－）。

一诊：除上述症征外，舌质红，苔白。

辨证：水邪蕴积，脾气为湿邪所困，以致脾虚不能生津液之象。

治则：养阴利水，消肿调中。

方药：

茯苓 9g　猪苓 9g　泽泻 6g　滑石 9g　阿胶 9g 牡蛎 15g　茅根 15g　通草 3g　杏仁 9g　於术 3g

四剂，日一剂。

114

二诊：仍浮肿，不欲食，大便稀，舌质红，无苔，脉滑数。

辨证：湿热素盛，久因中焦脾失健运，以致水邪泛溢皮肤。

治则：清渗利湿，和中之法。

方药：

云苓 9g　法夏 4.5g　陈皮 4.5g　竹茹 9g　五加皮 9g　冬葵子 9g　腹皮 13.5g　滑石 12g　车前 18g 泽泻 9g　生谷稻芽各 9g

患儿药后肿消，精神好转，又以健脾利水固肾之法，加用肉桂、附子、党参、山药、防己等，尿蛋白未消而出院。后在门诊治疗，出院后五、六日，浮肿又加重，且伴有发热，咳嗽，胸透左下肺炎，遂第二次入院，此时患儿高度浮肿，腹水明显，阴囊及下肢浮肿甚重，左肺有中小水泡音，再请金老医师诊治，舌质红，苔白而散碎，脉弦数。

辨证：素有蕴热，复感外邪，肺失肃降，阴液耗伤，肝热扰胃，呃逆作吐。

治则：辛凉开肺，清解外邪，佐以柔肝和胃，调中止呕之法。

方药：

薄荷 6g　杏仁 7.5g　生石膏 12g　甘草 3g　竹茹 6g　芍药 9g　冬瓜仁 6g　川连 1.5g　桑叶 9g　沙参 9g　鲜芦根 24g　苡仁 9g　黄芩 3g　二剂，日一剂。

三诊：体温渐降，腹膨大，腰以下肿著，病情危重，遂配合用金霉素、青霉素控制感染。舌质仍红，苔白，脉弦数。

辨证：脾气壅滞，胃气失和，更加肝邪扰动，吐逆懒食，气液暗耗，正虚邪留。

治则：柔肝和胃，醒脾安中。

方药：

茯苓 6g　苡仁 9g　鲜芦根 15g　滑石 9g　吴萸 3g　川连 0.6g　清半夏 6g　鲜杷叶 9g　竹茹 9g　生姜 1 片，二剂，日一剂。

四诊：浮肿见消，热退，口角糜烂，口不渴，无汗，舌质红，脉弦数。

辨证：脾胃衰弱，虚热留连，肝邪犯胃，运化失司。

治则：健脾和胃，柔肝安中，养正气，降虚热。

方药：

白人参 3g　於术 3g　茯苓 6g　炙草 4.5g　清半夏 6g　吴萸 0.3g　姜竹茹 4.5g　生谷芽 9g　生扁豆 6g　川连 4.5g　生山药 15g，三剂，日一剂。

五诊：体温正常，有咳嗽，大便尚稀，肿见消，舌质略淡，苔少，口中润，脉弦细无力。

辨证：久病脾胃虚弱。水邪留连，上虚不能制水。

治则：养脾和胃，少佐利水消肿。

方药：

白人参 3g　於术 6g　茯苓 9g　炙草 4.5g　生谷稻芽各 6g　清半夏 6g　陈皮 4.5g　通草 3g　车前子 15g　石斛 9g，四剂日一剂。

六诊：精神好，浮肿明显消退，大便不消化，舌质淡红，少苔，脉细软无力。

治则：健脾渗湿，少佐活络之品，以消其肿。

方药：

白人参 3g　於术 9g　茯苓 9g　炙草 6g　清半夏 9g　炙山甲 3g　陈皮 6g　车前子 9g　通草 6g　炙鳖甲 15g　煅牡蛎 24g

服六剂后，浮肿消，腹水征消失，血压正常，精神食欲均佳，血压 80/50 毫米汞柱。血生化：（胃功能）白蛋白 3.08g%，球蛋白 2.47g%，胆固醇 171 毫克%，非蛋白氮 26.7 毫克%，血钾 4.62 毫克当量%，血钠 141.9 毫克当量%，血氯 112 毫克当量%。血沉：15 厘米/第一小时，30 厘米/第二小时。尿常规（一）。
PSP：第一次 15 毫升，排出 30%，第二次 30 毫升，排出 20%，第三次 60 毫升，排出 5%，第四次 50 毫升，排出 5%。

体会：本例系肾病综合征，但血尿、高血压等，考虑属增殖型或基底膜型，该病人住院 2 月，痊愈出院。病人初有浮肿、尿少，为肺脾肾三脏失调，三焦气化不利，金老医师抓住脾虚不能升津，而兼以开肺固肾之法，方用春泽汤及苍附五苓散加减（均属五苓散变方），兼用山药、防己等药，肿消后，复感外邪，患肺炎，病情危重，高度浮肿，且喘咳、发热，除加用金霉素控制感染外，仍用中药，金老医师初用薄、杏、石、甘为主，后以小半夏加茯苓汤、左金丸等治疗，肿消不显著，且伴有溏泻，又改用六君子汤、五苓散等，仍治中焦为主，肿不能明显消退，金老医师则以叶天士《三时伏气外感篇》治暑病后期之消肿法，考虑"凡病皆本乎阴阳，通表利小便，乃宣经气利腑气……若阴阳表里乖违，脏真日漓，阴阳不运，亦必作胀，治以通阳"（见《温热经纬》卷三）之理，而加入通络之山甲，以鳖甲、牡蛎固下，清热利尿而获效。可见金老医师用药立法灵活而又符合法度，牡蛎、鳖甲之类均为灵异之品，性味咸寒固下，但其性游走，有软坚散结，清热立水之功；山甲活血化瘀，服后效果良好，住院二月，痊愈出院。由此可见，金老医师治疗肾病综合征，并不单纯地从肺、脾、肾三脏及三焦气化着手，还可选用通阳，调整阴阳平衡，活血化瘀等法。

117

七、流行性乙型脑炎证治

例一　徐××，男孩，5 岁，病案号：567131。

三天来发热，头痛，嗜睡，曾在某医院治疗，未见效，遂来我院门诊，诊断为乙型脑炎，于 1964 年 9 月 2 日收入院。

入院时高热 39℃，嗜睡，无汗，寒战，舌质微红，苔白粘腻，脉弦细数。

辨证：内蕴痰热，暑热蕴蒸，肺气不宣，清窍不利。

治则：辛凉清解，肃肺降逆，清化痰热，透气达邪。

方药：

银花 9g　连翘 9g　菊花 9g　生石膏 24g　薄荷 6g　钩藤 9g　竹叶 6g　鲜藿香 6g　鲜佩兰 6g　荷叶 9g　六一散 9g，一剂。

9 月 3 日，二诊：仍高热 39℃，嗜睡，舌质舌苔同前，脉弦细数。

辨证：热邪不解，痰热蕴蒸，蒙闭上犯，有肝风欲动之势。

治则：辛凉开肺，透气达邪。

方药：

银花 18g　连翘 12g　生石膏 24g　竹叶 4.5g　菖蒲 4.5g　郁金 6g　知母 6g　焦栀 6g　豆豉 6g　蒌皮 9g　川象贝各 9g　杷叶 9g，一剂。

9 月 4 日，三诊：高热达 40.7℃，嗜睡，舌红、苔

118

由白腻转黄腻，脉弦软数。

辨证：湿热熏蒸，气机不畅，痰热蕴郁，清窍不利，日久阴伤，痰热湿浊互结。

治则：辛凉清解，清化湿热，俾热毒外解。

方药：

银花30g　连翘12g　生石膏24g　象贝12g　鲜薄荷9g　桃杏仁各9g　滑石12g　竹叶4.5g　菖蒲4.5g　豆豉6g　元参9g，一剂。局方至宝丹二丸，分四次冲服。

9月5日，四诊：患儿仍高热39℃～40℃，无汗，嗜睡，咳嗽，喉间痰鸣，舌质红，苔黄腻，脉濡数。

辨证：湿热郁闭，蒸化成痰，气机不利，肺失肃降，以致邪留灼阴，蒙闭神明。

治则：辛凉清解，清化痰浊。

方药：

银花30g　连翘12g　滑石12g　芦根9g　竹叶6g　鲜佩兰9g　鲜薄荷9g　杏仁9g　杷叶9g　川贝12g　冬瓜仁9g　竺黄9g　葶苈9g　局方至宝丹二丸，分四次服。

9月6日，五诊：患儿药后大便稀，一日5次，喉间痰鸣，咳嗽反射尚存，高热，嗜睡，舌质红，苔黄腻，脉弦数。

辨证：痰浊俱重，壅郁之势不减。

治则：同前。

方药：上方去薄荷，加川连3g，竹沥30g，继服。

9月7日，六诊：经辛凉清解，清化痰热之剂治疗后，发热渐退至 37℃～38℃，痰减少，腹泻，嗜睡，舌苔仍黄厚腻。

辨证：湿浊留连，阴伤难复，余热未尽，气机不畅。

治则：清化湿热，肃降肺气，佐以养阴透气之法。

方药：

银花 24g　连翘 12g　滑石 9g　竹叶 6g　芦根 9g　通草 3g　杷叶 9g　元参 9g　葶苈 6g　白薇 9g　菖蒲 4.5g　冬瓜仁 12g　牛黄清心丸二丸，分四次服。二剂，日一剂。

9 月 9 日，七诊：患儿体温降至正常，能坐起，但精神弱，便稀，一日 3 次，不消化，舌质嫩红，脉濡数。

辨证：湿热渐解，阴伤未复，脾胃运化失常。

治则：健脾养胃和中。

方药：

生山药 12g　滑石 9g　甘草 3g　莲肉 9g　竹叶 4.5g　赤石脂 12g　芡实 9g　诃子 3g　生谷芽 9g　苡仁 9g　沙参 9g　银花 9g　茯苓 9g，二剂。

用上方加减共四剂于 1964 年 9 月 16 日痊愈出院。

体会：患儿病情为高热、嗜睡、头痛，脉弦、略滑数，诊为暑邪挟湿上蒙清窍，虽治以辛凉清化法，但病情继续发展，有内闭深入，阻滞气机，郁热生风之势，况患儿腹泻，高热，嗜睡，在治疗中除以辛凉清解外，化湿、祛痰、开窍等随症变化运用。同时，此例湿热纠缠不解，痰热尤甚，妨碍脾胃运化，故用化湿祛痰药较

120

多，又因热邪郁闭肺卫，肺失透邪之力，治法中透气开肺药亦多，大便运化失常，津液亏耗难复，在病邪渐退之际，以调养脾胃而痊愈。

例二　杨××，女孩，5岁，病案号：555558。

患儿已高热四天，头痛、腹痛，伴有喷射性呕吐及脓血便，于8月4日突然抽风五次，随即神志不清，急送我院，急诊室查大便脓细胞（＋＋＋），诊断为中毒性痢疾收住院，先用冬眠疗法，按中毒性痢疾处理，但高热不退，颈抵抗，怀疑中枢感染，遂作脑脊液检查，结合病史和流行季节，符合流行性乙型脑炎之诊断。

8月4日，一诊：体温39℃～40℃，神志不清，全身皮肤散在充血性皮疹，舌质红，苔微黄中腻，脉弦濡数。

辨证：素蕴湿热，感受暑邪，肺胃湿热郁蒸，清窍不利，渐有深入内陷之虞。

治则：辛凉清解，芳香祛湿，开肺达邪，利窍醒脑。

方药：

银花24g　连翘12g　滑石9g　竹叶6g　鲜佩兰9g　菖蒲4.5g　郁金6g　钩藤9g　焦栀衣9g　黄连3g　豆豉6g　鲜荷叶9g　局方至宝丹二丸，分四次服。二剂，日一剂。

8月6日，二诊：服上药后，体温降至37℃～38℃，但神志半清，四肢战栗，舌质仍绛，苔根黄而褐，脉弦濡数。

辨证：湿热仍重，热蒸湿成痰，清窍不利，仍有深陷之势。

治则：辛凉清解，清化痰浊，醒脑开窍，宣肺达邪。

方药：

银花24g　连翘12g　滑石9g　竹叶6g　鲜佩兰9g　蒌皮9g　川贝9g　竺黄9g　鲜荷叶6g　元参9g　菖蒲4.5g　黄芩3g　局方至宝丹二丸，分四次服。二剂，日一剂。

8月8日，三诊：药后体温下降，但尚有低热，神志转清，问话对答正确，寒战亦明显减轻，精神疲乏，舌质微红，苔白腻微褐，脉弦细数。

辨证：湿浊未尽，阴伤未复，余热留连。

治则：辛凉清解，清化湿浊，肃肺祛痰，稍佐养阴。

方药：

银花12g　连翘9g　滑石9g　苡仁9g　鲜佩兰9g　竹叶6g　沙参9g　白薇9g　生龟板15g　菖蒲6g　芦根18g　生鳖甲15g　此方连服四剂，于8月17日痊愈出院。

体会：患儿入院时有发热、呕吐、脓血便、抽风、神志不清等症，均由湿热蕴蓄，充斥肺胃，上蒙清窍，侵犯营阴所致，金老医师根据温暑之病多犯肺胃，以辛凉清解，开肺达邪为主，参用芳香开窍，以透内闭之邪，复因热、湿纠结不解，引动肝风，有内陷之势，故在治疗上始终以辛凉开肺，透达郁闭之邪为急，以防内陷痉厥之变。病情好转，内闭之邪有外解之势，则又增用祛痰解热开结之品；在湿浊之邪不退，有蒸湿成痰的临床表现，则用和中驱湿，肃肺养阴法。最后继以辛凉清解之方，减其量，佐肃肺祛痰、化湿养阴药而收功。从本例的治疗，使我们体会到湿浊与热邪纠结的病证，是比较难治的。

按：乙型脑炎（以下简称"乙脑"）是一种严重危害人民健康的急性传染病，我院自从开院以来，建立了中西医结合病房，就开始了中医中药治疗，1959 年以来，我们开始对金老医师等治疗乙脑的治疗方案，进行系统观察。从 1959～1972 年，我们经历了一个从辨证论治，到固定基本方，进而改革剂型等三个阶段。这里所举二例，为金老医师在治疗乙型脑炎的初期，辨证论治阶段，有了这一个阶段，为我们认识乙脑治疗规律，及以后固定基本方，改革剂型，奠定了基础。目前我们采用"脑 1 号"及"泻热丸"治疗配方（见《实用儿科学》流行性乙型脑炎中医疗法），即遵循清热解毒，芳香化浊，开窍熄风，继而用甘寒养阴，终用酸收酸敛的原则。若惊厥，热胜痰盛之实证，当"急则治标"，用清营泻热、"釜底抽薪"急下存阴之泻热丸。就乙脑治疗的反复实践告诉我们，一种疾病，都有其一般规律，故固定基本方的方法，是对一般规律而言，在共同的一般规律的基础上，再找出特殊的本质，进而补充，丰富和发展共同的本质的认识，这就是我们分三个阶段进行辨证论治的概况。近年来运用这一治疗法则，不断提高乙脑的治愈率，收到一定的效果。

我在日常门诊工作中，经常听到患儿父母提出小儿

123

有病服药困难问题。为了解决患儿服药困难，不易灌喂，使我下决心改革儿科中药剂型。初以常用有效方剂，制成散剂，经临床试用效果尚佳。后参阅盐山张锡纯《医学衷中参西录》，其中论述药性，谈到中药发汗解热作用不若西药阿司匹林，而中药生石膏清热作用胜于西药，故将二药合用，作为发汗解热药。经试用后，确实收到良好效果。又如凉膈散乃治上焦热盛、中焦燥实之良方，张洁古氏用此方减硝黄加桔梗为之舟楫，载药上浮，以治上焦热盛，大便不实，其弟子王好古改名桔梗汤用治咽肿喉痹。余师愚氏又加生石膏以治热疹。张氏、余氏甚得灵活变通之妙用。我根据余氏方改成散剂，仍名清心凉膈散。用治肺胃蕴热之外感，效果极佳。若发热较高，加用石膏、阿司匹林散，降热颇快。从此信心倍增。遂将用于临床有效之方剂，一一制成散剂，逐渐扩充达四十余种，根据临床需要，加减药味，配伍使用，比之单用一方，得心应手，效果极佳。

我从事中药剂型改革已有 30 余年，参加医院工作后，也曾一度临床使用。今天儿科散剂，又能运用于临床，使我感到非常高兴。

该散剂按照辨证施治的原则，临床配成方剂使用，我的经验体会是，运用散剂不但疗效不低于汤、丸剂，而剂量又不多于西药，方便及时，适合于小儿服用，符合多快好省建设社会主义的方针。

金厚如

第三部分　散剂运用

　　这部分主要记录金老医师三十多年的独特治疗经验，提供散剂的处方、配伍，以及散剂治疗肺炎、消化不良和秋季腹泻小结。

一、方剂目录及其组成配方

　　1. 清肺止咳散（简称"清肺"）

　　北沙参6g　　生石膏6g　　桑叶6g　　前胡6g　　薄荷叶3g　　黄芩6g　　桔梗3g　　连翘6g　　山栀3g　　川贝6g　　麻黄3g　　杏仁3g　　生草3g　　象贝6g

　　2. 清解

　　薄荷叶3g　　连翘6g　　象贝母4.5g　　牛蒡子4.5g　　花粉4.5g　　桔梗3g　　北沙参4.5g　　木通3g　　枳壳4.5g　　广橘红1.5g

　　3. 清心牛黄散（简称"牛清"）

　　牛黄0.75g　　朱砂4.5g　　川连15g　　黄芩9g　　山栀9g　　郁金6g

　　4. 万灵（阿司匹林粉）

　　5. 清热

　　生石膏细粉（不须炒）

　　6. 益元散

　　滑石18g　　甘草3g　　朱砂粉4.5g

125

7. 凉膈散

连翘 9g   山栀 3g   黄芩 3g   甘草 3g   薄荷 3g
桔梗 3g   生石膏 6g

8. 退热散

黄芩 4.5g   连翘 6g   花粉 4.5g   桑皮 3g   地骨
皮 3g   川贝母 6g   知母 3g   山栀 4.5g   常山 1.5g

9. 天水散

滑石粉 18g   甘草粉 3g

10. 桂苓甘露（简称"桂苓"）

桂枝 3g   白术 3g   猪苓 3g   茯苓 6g   泽泻 6g
寒水石 9g   生石膏 9g   粉甘草 9g   滑石 18g

11. 加味天水散

生怀山药 30g   飞滑石 18g   粉甘草 9g   花旗
参 3g

12. 安宫牛黄散（简称"安宫"）

川黄连 3g   黄芩 3g   山栀 3g   犀牛角 3g   郁金
3g   朱砂 3g   珍珠 1.5g   冰片 0.75g   麝香 0.75g
牛黄 3g   金箔 3 张

13. 磁朱丸（简称"磁朱"）

磁石 30g   朱砂 15g   神曲 15g

14. 涤痰

硼砂细粉

15. 三角清瘟散

羚羊角 0.9g   犀牛角 0.9g   独角莲 4.5g   牛黄
0.9g   明雄黄 0.9g   梅片 0.9g   川贝母 9g   川连 3g
粉丹皮 3g   山栀子 3g   元参 6g   枳壳 1.5g   桔梗

3g　双花 6g　连翘 6g　赤芍 1.5g　生地 6g　黄芩 6g　化橘红 3g　郁金 3g　硼砂 1.2g　花粉 3g　薄荷 3g　知母 1.5g　牛蒡子 3g　麝香 0.6g　朱砂 3g　珍珠 0.3g

16. 久咳散

葶苈 4.5g　白芥子 3g　麻黄 3g　杏仁 3g　甘草 3g　生石膏 6g　川贝 4.5g　生赭石 6g　象贝 6g　牛蒡子 3g　前胡 6g　盔沉香 3g　生海浮石 6g　清半夏 3g

17. 胃苓散

炒苍术 6g　川厚朴 6g　广陈皮 4.5g　粉甘草 4.5g　猪苓 6g　茯苓 6g　炒白术 6g　泽泻 9g　桂枝 3g

18. 参苓养胃散

花旗参 9g　茯苓 6g　炒於术 6g　广陈皮 4.5g　怀山药 6g　甘草 4.5g　白扁豆 3g　莲肉 3g　广砂仁 3g　苡仁 3g　桔梗 3g

19. 加味四仙散

炒建曲 15g　炒麦芽 15g　焦山楂肉 9g　炒槟榔 6g　花旗参 6g

20. 固肠

赤石脂细粉

21. 香连散

川黄连 18g　吴茱萸 9g（以上二味同炒，最后去吴茱萸不用）　广木香 4.5g（不须火炒）

22. 清夏

清半夏细粉

23. 半夏泻心散

清半夏 18g　川黄连 3g　黄芩 6g　干姜 3g　人参 3g　甘草 3g

24. 健脾安胃散（简称"安胃"）

花旗参 6g　茯苓 4.5g　炒白术 4.5g　广陈皮 3g　紫蔻仁 3g　厚朴 3g　炒麦芽 3g　清半夏 4.5g　粉甘草 3g　建曲 3g

25. 化积肥儿散

川黄连 6g　焦六曲 6g　广木香 6g　焦槟榔 6g　炒麦芽 6g　紫厚朴 6g　熟大黄 6g　炒枳实 6g　焦山楂 6g　使君子肉 6g

26. 附子理中

熟附片 2.4g　人参 6g　粉甘草 4.5g　炒白术 12g　炮干姜 6g

27. 朱军粉

朱砂 3g　川军 9g　元明粉 9g

28. 犀角化毒

犀角 1.5g　元参 6g　薄荷 6g　桔梗 6g　银花 6g　川军 6g　青黛 6g　甘草 3g　川连 3g　朱砂 3g

29. 犀黄丸

净乳香 30g　净没药 30g　麝香 4.5g　犀牛黄 0.9g

30. 烧针丸

樟丹 15g　枯白矾 9g　朱砂 3g　以上共研细末，枣肉为丸，如黄豆大。

128

31. 沉香消化丸

煅礞石 6g　　明矾 6g　　牙皂 6g　　南星 6g　　清半夏 6g　　茯苓 6g　　橘红 6g　　枳壳 4.5g　　神曲 6g

32. 镇逆

生赭石细粉

33. 千金牛黄散

僵蚕 4.5g　　梅片 3g　　牛黄 1.05g　　朱砂 6g　　甘草 3g　　明天麻 6g　　全蝎 4.5g　　胆星 3g　　川连 6g　　蜈蚣 2 条

34. 定风丹

生明乳香 9g　　朱砂 3g　　全蜈蚣 1 条　　生明没药 9g　　全蝎 3g

35. 葛芩散

葛根粉 6g　　粉甘草 3g　　黄芩 3g　　川连 4.5g

36. 加味舟车丸

炒黑丑 12g　　酒浸大黄 6g　　甘遂 3g（面裹煨）大戟 3g（面裹煨）　　炒青皮 3g　　橘红 3g　　木香 1.5g芫花 3g（醋炒）　　真轻粉 0.3g　　麻黄 12g

37. 神香散

丁香 9g　　蔻仁 9g　　砂仁 9g

38. 清凉泻心

川军 15g　　黄芩 6g　　川连 6g　　犀牛黄 0.3g

39. 舒筋活络散（简称"舒筋"）

麻黄 9g　　牛膝 6g　　桂枝 6g　　防风 6g　　杜仲 6g千年健 6g　　乳香 6g　　没药 6g　　羌活 6g　　茜草 6g地龙 1 条半　　木瓜 6g　　自然铜 6g　　独活 6g　　马钱子

129

10.5g（油炸去皮、用黄土水泡）　地风 6g

40. 朱珀益元散

滑石粉 18g　甘草粉 3g　朱砂 4.5g　琥珀 4.5g

41. 薯蓣固肠

怀山药 18g　赤石脂 12g　花旗参 6g

42. 七香饼

香附 36g　丁香皮 36g　甘松 24g　益智仁 18g
蓬莪术 6g　广皮 6g　上药共为细面，神曲糊调匀服，
如做散剂，神曲用 18g。

43. 五苓散

生晒术 4.5g　泽泻 4.5g　茯苓 12g　猪苓 4.5g
官桂 1.2g

44. 脾肾双补散

党参 6g　炙草 4.5g　炙芪 6g　棕炭 6g　茜草
9g　藕节炭 6g　煅牡蛎 18g　大黄炭 6g　熟地炭 6g

45. 理肝散

麻黄 3g　连翘 9g　赤小豆 12g　茵陈 9g　焦山
栀 6g　黄柏 3g　滑石 9g　泽泻 6g

46. 镇肝清脑散

生赭石 18g　生磁石 18g　珍珠母 18g　牛膝 9g
生杭芍 6g　菊花 6g　钩藤 6g　朱砂 3g

47. 加减头翁散

白头翁 6g　川黄连 3g　生杭芍 6g　木香 4.5g
炒地榆 9g　条黄芩 3g　焦楂肉 6g

48. 止血散

白及细粉 3g　汉三七粉 12g

130

49. 清肝理脾散

焦山栀 6g 茵陈 12g 黄柏 6g 丹参 6g 连翘 9g 建曲 9g 焦楂肉 9g 麦芽 6g

50. 左金丸（亦名茱连丸）

黄连 18g（姜汁炒） 吴茱萸 3g（盐水泡）

51. 连苏散

黄连 9g 苏叶 3g

52. 内金散

鸡内金细粉

53. 小儿牛黄散（有成药销售）

牛黄 1.35g 冰片 7.5g 雄黄 7.5g 麝香 0.45g 珍珠 0.45g 乳香 4.5g 贝母 15g 大黄 30g 赤芍 15g 二丑 12g 没药 4.5g 连翘 15g 川连 15g 花粉 15g 甘草 15g 双花 15g

54. 橘核疝气散

橘核 6g 川楝子 6g 海藻 6g 海带 6g 桃仁 6g 红花 3g 昆布 6g 官桂 1.5g 厚朴 1.5g 枳实 1.5g 元胡 3g 木通 1.5g 丁香 3g 焦楂 1.5g

55. 驱虫散

鹤虱 6g 槟榔 6g 苦楝皮 6g 百部 3g 使君子 3g 芜荑 3g 枯矾 0.9g

56. 枣矾散

大枣肉 5 个（焙干） 枯白矾 3g

57. 粟壳散

罂粟壳细粉

二、配方组成及用法

上述方剂，大多须以调剂、配方的形式运用于临床，用量以克或毫克为单位，例如方剂中有"清肺"0.2 即指用"清肺"的散剂200毫克。

（一）内科部分

1. 病毒上感方（退热散甲）

清肺 6g　凉膈 3g　清解 6g　清热 1.2g　万灵 3g　安宫 3g　以上共研匀，分为 60 小包，1～3 岁小儿，每次 1 小包，3～10 月小儿，每次半包。如连续服用，必须相隔 3～4 小时，以免出汗太多。如服药困难，可在药内加入小量白糖化服。

主治：发热，有汗不多，或发热无汗，脉浮，舌苔微干，口渴恶热，小便黄，为外邪在气分；或舌质绛，舌苔黄干，发热烦扰，为外邪已入营分。

2. 一般上感方（退热散乙）

薄荷叶 3g　连翘 6g　象贝母 6g　桔梗 3g　牛蒡子 4.5g　天花粉 4.5g　北沙参 4.5g　细木通 3g　前胡 4.5g

上药共研末，不须火炒，另外再入清热 30g，万灵 6g，再研匀，分成 120 小包。

主治：一般感冒发热无汗，或有汗不多。脉浮数，发热在 38℃以上，咳嗽喘，流涕，大便尚正常者。

用法：本方用白开水化服，可少加白糖。1～3 岁小儿每次服 1 包，3～10 月小儿每次服半包。如须连续服用，以相隔 3～4 小时为宜，以免出汗过多。

加减法：

①发热较高，烦躁，神志接近昏朦者，可加安宫散，每次加 0.15 克，或 0.1 克。

②痰热重，可用局方至宝散 0.15g，分入 2 包药面内，分 2 次服用。

③大便干，体质较强的，亦可加用紫雪丹 0.3g内服。

④如感受疫邪，似有欲出斑疹现象者，可另加清热解毒之三角清瘟散 0.15g，分入 2 小包药面中，分 2 次服用，每 4 小时服 1 次。

3. 肺炎、气管炎方

清肺 0.2g　　清解 0.2g　　牛清 0.15g　　清热 0.2g益元 0.15g　　万灵 0.15g

以上共研匀，分为 3 包，为 1 周岁小儿一日量。或按 100 毫克/公斤/日计算给药。

适应证：以发热，咳喘，流涕为主证。

①上感或气管炎发热，咳嗽喘促，流涕、呕吐等症。

②麻疹前驱期及发疹期，若麻疹已现，咳嗽甚而喘促者，依本方去清解、益元，加久咳 0.2g。

③肺炎发热咳喘，脉浮数或滑数，濡数，体温在38℃左右者；若体温在 39℃～40℃，去牛清，加安宫牛黄散 0.2g。

加减法：

①发热有汗者，去清解，加凉膈 0.2g。

②表邪重，内热轻者，去牛清或减量运用。

③表邪解后，仍发热有汗不解，去清解，加退热0.2（表邪指头痛、身痛、畏冷）。

④大便稍稀，酌减清热，去牛清、益元，加固肠0.2g。

⑤大便稍稀，小便短赤口干，酌减清热，加桂苓甘露0.15g。

⑥大便泄泻稍重，发热38℃左右，去清热、牛清，加薯蓣固肠0.2g。

⑦高热抽搐或惊惕不安者，去牛清、益元，加安宫0.3g，磁朱0.3g，或千金0.2g。

⑧因于肺炎者，去牛清、清解、益元，加凉膈0.2g，涤痰0.15g，三角清瘟0.2g（对高热惊风，可单独使用），安宫0.2g。

⑨因呼吸道感染而抽搐者，去牛清、益元、清解，加凉膈0.2g，磁朱0.3g，紫雪0.3g。

⑩百日咳初期及末期，去清解、益元，加久咳0.3g，朱军粉0.15g，如效果不佳，另加五味子3g，银杏3g，泡水送上药。

⑪腮腺炎初起，发热肿痛者，去清解、益元，加犀角化毒0.2g，犀黄丸0.2g，凉膈0.2g。

4. 泄泻（消化不良）方

加味天水0.45g　胃苓0.25g　参苓0.2g　固肠0.25g

上药共研匀，分为3小包，为1～3岁小儿一日量，分3次服。或按100毫克/公斤/日计算给药。

适应症：泄泻（消化不良）初期，小便短少，不发热，口不渴，无黏性物者。

加减法：

①泄泻较甚，或日期稍久，体质弱者，再加固肠 0.15。

②泄泻，腹部不适，大便中有黏性物质（实证），可酌减参苓，加香连 0.15g。

③大便稀，有呕吐者，加清夏 0.12g，生姜汁 4 滴，或加半夏泻心 0.12g。

④泄泻稍久，体质稍差，兼腹满者，去参苓，加健脾安胃 0.15g。

⑤泄泻兼微热咳喘者，去参苓，加清肺 0.12g，万灵 0.06g。

⑥泄泻兼有发热口干，小便少者，酌减参苓，加桂苓甘露 0.12g，万灵 0.1g。

⑦泄泻腹胀，倦怠不欲食者，加加味四仙 0.15g，化积肥儿 0.12g。

⑧泄泻较久，时现手足厥冷等虚寒症候者，加附子理中 0.2g。

⑨若泄泻日久不止，诸治无效者，加烧针丸一粒（必须烧透，亦可单独用于消化不良）。

以上所加之药，应分在 3 包药中，即一日分 3 次服用。

5. 痢疾方

加减头翁散 0.45g　　天水散 0.3g　　葛苓散 0.3g

上药共研匀，分成 3 小包，为 1 岁小儿一日量，分 3 次服，或按 100 毫克/公斤/日计算给药。

适应症：小儿痢疾或肠炎初起，腹部不适，低热，大便不畅，小便少者。

加减法：

①如小儿体质较强，大便重坠不爽，有停滞，留连不解，再加朱军粉 0.12g。

②下痢腹痛，重坠难解，次数较多者，宜加香连 0.12g。

③有发热稍重，下痢不解，宜加万灵 0.06g，葛芩 0.12g。

以上所加之药，应分在 3 包药中，分 3 次服用。

6. 懒食消瘦方

加味四仙 0.45g   益元散 0.3g   参苓养胃 0.3g

上药共研匀，分成 3 小包。为 1 岁小儿一日量，服 3 次，或按 100 毫克/公斤/日计算给药。

适应症：主治小儿懒食，腹部不适，消瘦倦怠，体质稍差者。

加减法：

①小儿消瘦腹痛，大便如常，宜加化积肥儿 0.15g。

②小儿懒食腹痛，痛甚难忍者，宜加神香散 0.12g。

③小儿懒食消瘦腹痛，大便较稀者，加葛芩散 0.12g。

④小儿食滞腹痛，消瘦倦怠者，宜将四仙散改为 0.6g。

以上所加之药，应分加在 3 包药中服用。

7. 急性肾炎方

五苓散0.45g 桂苓甘露0.45g 万灵0.15g 清热0.25g 胃苓0.3g

上药共研匀，分成6小包，1岁以上至3岁小儿，每日3次，每次1包，二日量。亦可按100毫克/公斤/日计算给药。

适应症：急性肾炎，眼睑浮肿，小便不多，或有微热者。

加减法：

①发热，咳嗽稍重者，减胃苓0.15g，加清解0.3g。

②小便短少，有浮肿，又值夏令，减胃苓，加天水散0.3g。

③腹水较甚，大便不泻，小便不多，体质较强者，可先用加味舟车丸1.5g，分2次服。如大便不泻，可稍加量，每次不得超过1.2g。

8. 慢性肾炎方

脾肾双补散0.9g 参苓养胃0.3g 加味四仙0.3g

上药共研匀，分成6小包，1岁以上至3岁小儿，每日服3次，每次服1包，2日量。亦可按50～100毫克/公斤/日计算给药。

适应症：慢性肾炎，体质稍弱者。

加减法：

①如尿中蛋白、红细胞较多，病久者，将脾肾双补散改为1.2g或1.5g。

②若尿中红细胞较多，可加止血散0.1g，分在6

137

次药中服用，或分在 3～4 次药中亦可。

③若有浮肿，或小便不多者，可先用急性肾炎方，后服此方。

如病势较重，病程较长者，宜服汤药数剂后，再服此方。

9. 肝炎初期方

理肝散 1.8g　　加味四仙散 0.6g　　五苓散 0.6g

上药共研匀，分成 9 小包，1 至 3 岁小儿，每日服 3 次，每次 1 包，3 日量。亦可按 50～100 毫克/公斤/日计算给药。

适应症：肝炎初期，小便黄，面黄，懒食，或不发黄者。

加减法：

①发黄较甚，大便色白者，可将理肝散改为 2.4g，减五苓散为 0.3g。

②病重不减，发黄较重者，可加犀黄丸 0.06g。

③胃纳稍差，精神较弱者，减五苓散 0.2g，加加味四仙 0.3g，另加内金 0.6g。

④如治湿热偏重的发黄症，考虑加清利湿热药，可加用桂苓甘露 1.2g。

如疗效不显著，或病久者，可先服汤药数剂，再服此方。

10. 肝炎后期方

清肝理脾散 1.2g　　犀黄丸 0.3g　　朱珀益元散 0.3g

上药共研匀，分成 9 小包，1 岁至 3 岁小儿一日 3

次,每次 1 包,以上为 3 日量。或按 50～100 毫克/公斤/日计算给药。

适应症:肝炎后期,尚有发黄,胃纳不佳者。

加减法:

①如病期不久,仍有黄疸较甚,可先服肝炎初期方数剂后,再服此方。

②患儿年龄较小,或为 2～3 月的婴幼儿,可将上药改分为 18 包,每次服 1 包或半包为宜。

11. 癫痫方

镇肝清脑散 0.6g　磁朱丸 0.3g　千金散 0.1g 定风丹 0.3g

上药共研匀,分成 6 小包,1～6 岁小儿每日 3 次,每次服 1 包。或按 50～100 毫克/公斤/日计算给药。病重者 24 小时内可连续服药。

适应症:癫痫抽风,夜寐烦惊。

加减法:

①癫痫较重有痰,性情急躁者,可加紫雪丹 0.3g。

②夜寐易惊,哭闹不安,非癫痫症的小儿,减千金、定风丹,加朱珀益元散 0.3g,分在 6 包药中为宜。

③癫痫痰多,烦急不寐,大便较干,减千金,加紫雪丹 0.15g,沉香消化 0.15g,仍分在 6 小包药中服用。

④如夜寐不安,有惊而烦躁者,减千金,加镇逆 0.15g,清夏 0.15g,同上分在 6 包药中服用。

12. 高热惊厥方(①安脑丸　②蒿虫丸)

①安脑丸

金钱白花蛇 6 条(去头研筛)　全蝎 9.0g　白附

子 4.5g　　薄荷 9.0g　　梅片 9.0g　　独活 15g　　川生乌 6.0g　　明天麻 9.0g　　明雄黄 6.0g　　麻黄 6.0g　　犀牛黄 4.5g　　麝香 3.0g

上药用陈酒熬膏制丸如绿豆大，如无金钱白花蛇，真蕲蛇可代用（约须 18g）。

适应症：高热惊厥、抽搐，或治病毒性脑炎等病。

服法：用薄荷 3.0g，酒炒龙胆草 0.6g，煎汤二三匙送此丸 1 粒，隔 6 小时再服 1 粒，法同上。

另用：犀角尖磨汁 0.9g　　胆草 1.5g（炒）　　细生地 12.0g　　蝎尾 0.6g（研细冲服）　　川连 0.9g　　归身 9.0g

上药煎汤送服安脑丸 2 粒，治疗病毒性脑炎，重者须连服 4 或 5 帖。

又：第一帖可加羚羊角 0.6g（尤宜于病情急重者）。本丸亦可单独使用，或加汤剂使用，效果较好。

②蒿虫丸

片砂 30g　　僵蚕 9.0g　　蝎尾 0.6g　　青粉 1.5g 蒿虫 30 条（以上共为细散，江米面为小丸，绿豆大）

适应症：小儿高热惊厥，热重抽搐者。

用法：1 岁 1 粒，按年龄递增，亦可加入汤剂服用。

13. 筋络拘紧方

舒筋活络 0.45g　　清肺 0.25g　　万灵 0.1g　　清热 0.2g

上药共研匀，分成 3 小包，1～3 岁小儿，日服 3 次，或按 100 毫克/公斤/日计算给药。

适应症：四肢拘紧，筋络违和，或感受风邪，口眼歪斜症。

加减法：

①若四肢拘紧甚，筋络违和较重，可另加犀黄丸 0.15g。

②如口角抽动较重者，可将万灵改为 0.15g，清热改为 0.3g，加定风丹 0.15g。

14. 呕吐方

半夏泻心 0.6g　镇逆 0.3g　萸连散（即左金丸）0.15g

上药共研匀，分 3 包，1～3 岁小儿分 3 次服。或按 50～100 毫克/公斤/日计算给药。

适应症：本方适应于食后呕吐或溢乳者。

加减法：

①呕吐较甚者，宜加生姜汁 2 滴。

②如呕吐较重，烦躁不安者，可再加连苏散 0.1g，清夏散 0.15g。

15. 驱蛔虫方

驱虫散 1.0g　1～3 岁分 2 次服，一日量。

适应症：

①泛用于肠寄生虫，大便不实者。

②如虫积较久，胃纳不佳，可与化积肥儿 1.0g 和本方交替使用，又方中亦可加雄黄 0.06g。

（二）外科及其他

1. 急性喉炎方（雄黄解毒丸）

雄黄 6.0g（水飞）　郁金 6.0g（另研细末）　巴

141

豆14粒（取肥白者，去油）

以上合匀，醋糊为丸如绿豆大，茶清下7丸。

适应症：

①急性喉痹危症，吐去痰涎后立效。

②小儿高热惊厥，痰涎壅盛。一次2粒，量随年龄大小加减。

2. 咽肿牙痛方（异功散膏药）

斑蝥12g（去翅足、糯米炒黄，去米）　血竭1.5g　没药1.5g　乳香1.5g　全蝎1.5g　元参1.5g　麝香1.0g　冰片1.0g。

上药研匀，蜜藏。

适应症：咽喉肿痛及牙痛等症。

用法：用拔毒膏一帖，取此散如黄豆许，掺膏药中心，贴患处（外皮）。左痛贴左，右痛贴右，贴2～3小时即起泡，用消毒针挑破，外敷以消毒纱布，凡遇险恶症，起泡更速。切忌内服，孕妇忌用。

3. 疝气方

橘核疝气散1.0g

1～3岁分2次服，1日量。

1岁以内分4次服，2日量。

适应症：寒疝，阴肿。

如肿痛较甚，喜暖者，可加神香散0.3g。

4. 疖毒方

犀角化毒散0.6g　小儿牛黄散0.6g　犀黄丸0.3g

上药共研匀，分成6小包，1～3岁小儿每次1包，1

日 3 次，2 日量，或按 50～100 毫克/公斤/日计算给药。

适应症：湿疹、疖毒、皮肤骚痒等症。

加减法：

①湿热毒重，搔痒较甚者，加清心牛黄散 0.15g。

②湿毒浸渍，有时渗出黏液，加益元散 0.15g。

③如体质较强，大便干燥，有上述症状，可加朱军粉 0.25g。

④亦可加用外敷药，辅助治疗，如用提毒散 0.6g，油调和搽局部；或以凡士林调提毒散搽用。亦可采用外洗方法，洗后再搽上述药物亦可。

以上所加内服药物，须加在 6 包药中为宜。

5. 湿疹疖毒洗方

蚤休 9.0g　木鳖子 9.0g　射干 9.0g　防风 9.0g
羌活 9.0g　粉甘草 6.0g　艾叶 6.0g

适应症：湿毒，黄水疮，痔疮等。

用法：用开水泡药淋洗，消毒除痒。痒甚，加蛇床子 6.0g。

6. 湿疹疖毒外用方（香黄散）

乳香、石硫黄、明雄黄、轻粉各 6.0。

上药共研匀备用

适应症：湿疹、脓痂疹、痔疮等。

用法：先用湿疹、疖毒洗方洗完后，再用香油敷本散。每日洗换 1～2 次。

如洗后渗出液较多者，可加下药：煅石膏面、煅牡蛎面、煅龙骨面各 1.5g。

7. 疖毒、疮疡外用方

143

①兰苓散

石膏 30g　　水银 9.0g　　没药 9.0g　　乳香 9.0g　龙骨 9.0g　红升 6.0g　　窝沿 3.0g　　麝香 0.3g　梅片3.0g　　珍珠 0.3g

注：红升，即升丹。窝沿，即铅。

制法：先将窝沿、水银放在铁勺中，在火上加热熔化后，再同以上石膏、没药、乳香、龙骨、红升研至不见水银星为止，再入珍珠同研匀，后入梅片、麝香研细后，瓷瓶密封。

适应症：湿疹、黄水疮及一切外科疔毒、久不收口生肌者，可用此散外敷上盖膏药，或用油调外敷，功能生肌止痛，解毒消肿。

此方还可用于烫伤、烧伤疼痛者，以香油调敷，能止痛、消炎、解毒、防腐。

如渗出较多者，可用此散外敷，不用油调，功效亦好。

此散有毒，忌口服。病情复杂者，当结合具体情况，谨慎使用。

②提毒散

乳香面 15g　　没药面 15g　　煅石膏面 30g　　净轻粉6.0g　　红升丹 9.0g　　大梅片 3.0g

上药共研极细，瓷瓶收贮。

适应症：外科疔毒疮疡肿痛流脓及虫蛇咬伤，湿疹搔痒，或一切无名肿毒。

用法：本药使用时，根据情况或油调，或干敷，或掺入药膏中使用均可。

③生肌散

乳香面 15g　　没药面 15g　　煅龙骨面 15g　　白敛面
15g　　大梅片 3g　　煅石膏面 30g

上药共研极细，瓷瓶密贮。

适应症：疮疡溃烂后，渗出不收口，溃后作痒，疼
痛不甚，久不生肌者。

用法：如遇溃后疮疡，内毒不净，痒痛者，先用提
毒散，病情轻缓后，再用生肌散为宜。

如久患溃疡，内毒不净，脓性分泌物多，可稍加提
毒散亦可。油调或单纯用药面均可。

三、散剂治疗婴幼儿腹泻临床观察

（一）夏季腹泻 16 例临床观察

运用"散剂"治疗夏季腹泻 16 例，包括单纯性消
化不良 2 例，中毒性消化不良 10 例，迁延性消化不良
3 例，致病性大肠杆菌肠炎 1 例。

1. 临床资料分析：

伴随症：16 例病人中营养不良 5 例，其中营养不
良 Ⅱ°4 例，Ⅰ° 有 1 例（分度标准，参照《实用儿科
学》），伴随佝偻病 4 例，气管炎 1 例，乳幼儿肝炎 1
例，鹅口疮 1 例。

入院前病程：发病 1 周内入院者 9 例，1～2 周 2
例，2 周以上者 5 例。

临床症状：

体温：16 例病人体温正常者 7 例，体温上升者 9
例，6 例在 37℃～38℃，3 例 39℃～40℃。

145

消化道症状：16 例均有腹泻，10 余次/日，12 例；3 例反复不愈，3～5 次/日；甚或 10 余次/日。有 7 例伴有恶心呕吐。

神经系统症状：16 例病儿于入院时，嗜睡 1 例，烦躁 2 例，眼球固定，四肢肌张力增高者 2 例，抽风 1 例（本例有手足搐搦症）。

呼吸道症状：16 例病人，伴有流涕咳嗽 4 例，气管炎 1 例。

脱水程度（按《实用儿科学》标准）：16 例病人，轻度脱水者 8 例，中度脱水 6 例，有 2 例脱水不显著。

2. 实验室检查：

大便常规：大便外观以稀水样便为多，有腥臭味，5 例外观呈黏液便，镜检脓细胞（＋），其中 2 例各有脓细胞满视野一次，其他几例镜下以脂肪球为主。

血常规：无特殊变化。

血生化：16 例中，检查 5 例，其中 2 例有低血钠，1 例为 113 毫当量/升，另 1 例 117 毫当量/升。其余 3 例在正常范围。

大便培养：16 例中 15 例作了大便培养，仅 1 例培养为致病性大肠杆菌"O"$_{55}$，其他 14 例未获阳性结果。

3. 治疗：

基本方及用法：

方药：

加味天水 500 毫克　胃苓 250 毫克　参苓 250 毫克固肠 250 毫克

以上为一岁小儿一日量，分 2～3 次冲服（加减用量，按 50 毫克/公斤/日计）。16 例均于入院后，口服散剂，不加用抗菌素和其他辅助用药，在基本方药的基础上归纳为三组方剂。

第一组临床症状表现：精神好，或烦躁，同时伴有咳嗽、流涕者，大便外观为黏液便，镜下查有脓细胞，诊断为中毒性消化不良或单纯性消化不良。

方药：

加味天水 480 毫克　胃苓 260 毫克　香连 160 毫克薯蓣固肠 160 毫克　清肺 130 毫克　固肠 260 毫克

第二组临床症状表现：病程长，腹泻反复不愈，营养发育差，精神弱，水样便一日 3～5 次或 10 余次。

方药：

加味天水 480 毫克　健脾安胃 160 毫克　薯蓣固肠 160 毫克　胃苓、固肠各 260 毫克

第三组临床症状表现：腹泻伴有呕吐严重者。

方药：

加味天水 480 毫克　桂苓甘露 130 毫克　健脾安胃 160 毫克　半夏泻心 130 毫克　薯蓣固肠 160 毫克　香连 160 毫克　胃苓 260 毫克　固肠 260 毫克

第一组 5 例；第二组迁延性消化不良 3 例，消化不良 2 例；第三组 6 例。

以上 14 例轻、中度脱水，2 例脱水不明显。针对脱水情况，按儿科补液方法给予补液，对中度脱水 6 例病人同时禁食 12～16 小时，有发热的病人加用散剂退热散乙 5～10 毫克/公斤/次。

4. 治疗效果：

147

16 例病人入院后体温正常的有 7 例，发热的 9 例。

接受治疗后，3 日内恢复正常的 6 例，3～5 日恢复正常的 3 例。腹泻治疗 3 天好转者 9 例，3～5 天好转者 5 例，5～7 天好转者 1 例，7 天以上好转者 1 例。好转出院 4 例。

总之，16 例口服散剂病人，一周内治愈出院者 11 例，一周以上治愈者 1 例，好转出院者 4 例。

5. 附病例：

例一，刘×× 男孩 10 月 病历号 54689

于 1977 年 8 月 17 日入院。

诊断：①中毒性消化不良（中度偏低张脱水）。

②鹅口疮。

③营养不良 I°。

病历摘要：患儿发热腹泻 20 天，加重 10 天入院，黄绿色水样便一日 10 余次，发热伴呕吐一日 10 余次，腹胀，口渴，尿量明显减少，在外曾服过土、氯霉素和乳酶生，来本院门诊，输液不见好而收入院。

入院检查：患儿发育营养差，面色黄，精神烦躁，体温 39℃，全身皮肤干燥、发花，弹性差，四肢末端凉，唇红干，鹅口疮，两肺呼吸音正常，心音规整有力 152 次/分，腹部稍胀，脑征（一），舌质略红，苔薄白有芒刺，脉软数。

大便常规：大便外观稀黄绿色，镜下脂肪球（＋）。

血常规：白细胞 16,871/立方毫米，中性 76%，淋巴 24%，血色素 15.1 克%。

大便培养：致病性大肠杆菌 "O"$_{55}$。

8月17日辨证：脾胃素虚，又值暑令，水泻不止，阴液大伤，虚热上扰，胃气上逆，故呕吐不止。

治则：健脾养胃，滋补阴液，清虚热和肝止吐。

方药：

加味天水480毫克　桂苓甘露130毫克　半夏泻心130毫克　健脾安胃160毫克　薯蓣固肠160毫克　胃苓260毫克　固肠260毫克　退热散乙150毫克

上药为一日量，分3次，白开水冲服。

8月18日二诊：翌日患儿情况仍重，体温39℃，无汗，口干渴，仍腹泻一日10余次，呕吐减轻，全身皮肤仍干燥，发花，弹性差，肢端仍凉，查心肺同前，腹部仍胀。

复查血生化：

血钾4.1毫当量/升，血钠128毫当量/升，血氯88毫当量/升。

治疗：散剂原方将薯蓣固肠量加倍，减去半夏泻心，余同前继服，加1/2奶30毫升，日5次，继用1/2张改良达罗氏液（根据脱水程度，失多少补多少）。

8月19日三诊：患儿于入院第三天脱水体征纠正，腹泻明显好转（一日4次），口腔鹅口疮减轻，体温恢复正常，又见呕吐，精神仍弱。

治疗：散剂将原方减退热散乙，加半夏泻心130毫克，继服。五日量。

8月24日四诊：入院第8天腹泻1～2次/日，呕吐止，精神食欲好，鹅口疮痊愈，复查大便培养（－），散剂去半夏泻心、桂苓甘露，又服3天，泻止，患儿恢

149

复正常，于入院第 12 日痊愈出院。

例二，慧× 男孩 10 月⁺ 病历号 54684

于 1977 年 8 月 17 日入院。

诊断：迁延性消化不良（轻度脱水）。

病历摘要：患儿腹泻缠绵 2 月余，近 20 天加重，泻下黄色泡沫便，一天 3～5 次，甚则 10 余次，量不多，有腥臭味，恶心，曾服过四环素、乳酶生等不见效。

入院检查：患儿精神烦闹不安，面色黄，双眼窝略凹陷，全身皮肤不发花，弹性尚可，唇红稍干，心肺听诊正常，腹稍胀，肠鸣音活跃，舌质略红，苔白少。

大便常规：大便外观稀黄泡沫，镜检（—）。

血常规：白细胞 11，125/立方毫米，杆状 1%，分叶 45%，淋巴 54%。

大便培养：未分离出致病菌。

8 月 17 日，一诊：

辨证：久泻脾胃虚弱，阴分受伤，脾虚失运，津液不得输布，以致久泻不愈，唇红干，精神烦闹不安。

治则：健脾养胃，养阴固下。

方药：

加味天水 480 毫克 健脾安胃 160 毫克 薯蓣固肠 160 毫克 胃苓 260 毫克 固肠 260 毫克

8 月 18 日二诊：

药后患儿明显好转，脱水纠正，腹泻减少一天 3 次，腹胀消失，精神好，心肺正常，停静脉点滴，给 1/2 奶 30 毫升，日 5 次，继服原散剂方药，于入院第三日患儿精神好，大便减至一天 2 次，食欲增进。于 8 月 20 日病情好转出院。

例三，吴×× 女孩 6 月 病历号 53876

于 1977 年 7 月 18 日入院。

诊断：中毒性消化不良，中度脱水，气管炎。

病历摘要：患儿腹泻 10 余日，加重一天。入院时腹泻一天 10 余次，黄绿色稀便有黏液，含水分不多。开始体温不高，入院后低热 37.8℃，有时呕吐，近日流涕，咳嗽，曾服过四环素、酵母片、牛黄散、肌注氯霉素等不见好。

入院查体：患儿精神烦躁，双眼窝及前囟明显凹陷，双眼不能闭合，睡时张口露睛，面色苍黄，呼吸促，轻度鼻搧，皮肤弹性差，口唇及口腔黏膜干燥，两肺呼吸音粗，可闻干啰音，心音律整 132 次/分，搏动有力。腹软稍胀，肠鸣音活跃，舌质红、苔少欠津，脉软数。

大便常规：大便外观稀黄而黏，不消化，偶见有脓性分泌物。镜检：脓细胞 0～1。

血常规：白细胞 16,986/立方毫米，中性 64%，淋巴 36%，血色素 10.2 克%。

大便培养：未分离出致病菌。

7 月 18 日，一诊：

辨证：湿热蕴郁，伤及脾胃，近日低热，咳嗽流涕，为复感外邪，肺失清肃所致。

治则：清化湿热，健脾养胃，佐清肺止咳。

方药：

加味天水 480 毫克　桂苓甘露 130 毫克　薯蓣固肠 160 毫克　香连 160 毫克　清肺止咳 130 毫克　胃苓 260 毫克　固肠 260 毫克

7 月 19 日，二诊：

翌日脱水纠正，腹泻减少一天 4 次，体温正常，仍有咳嗽，查心肺同前，患儿情况好转，停静脉点滴，继服原散剂方药。

入院第三天，腹泻明显减少，咳嗽减轻，精神食欲好，肺内干啰音消失，腹已不胀，继服原散剂，于入院第八天痊愈出院。

（二）秋季腹泻 20 例临床观察

1978 年秋季，病房收治病毒性肠炎（秋季腹泻），我们运用散剂治疗 20 例病人，疗效较好，初步观察情况如下：

1. 一般临床资料：

季节：20 例病人，在 9～11 月发病。

年龄：4 月～1 岁 13 例，1～2 岁 7 例，其中男：女为 3∶1。

一般症状：均有中等度发热，其中体温在 38℃以下者 9 例，38℃～39℃者 11 例。

消化道症状：明显腹胀者 10 例，轻度腹胀者 6 例，腹胀不明显者 4 例。大便性质为稀水样，泻下急迫，无特殊腥臭味，其中一天 5～10 次的，12 例；一天 10 余次的，8 例；伴有呕吐者，10 例（吐量不多为胃内容物）。

呼吸道症状：4 例病人在发病 2～3 天，有明显的咳嗽、流涕。

脱水程度：脱水症状主要表现为口渴，精神萎靡而烦，眼窝凹陷，皮肤干燥，唇干，皮肤弹性改变不大，少尿症不明显。20例中有15例中度脱水，4例为轻度脱水，1例脱水不明显。

2. 实验室检查：

大便常规：大便外观为稀水蛋花汤样，镜检可见脂肪球或偶见白细胞。

血常规：无特异改变。

大便培养：20例中有11例做了大便培养，其中1例做了2次，1例做了3次，都未培养出致病菌。

血生化：血生化测定4例，无明显改变（例数较少，临床意义不大）。

3. 治疗：入院后均口服散剂（基本方）治疗，不加用抗菌素和其他辅助西药。对其中4例病人有明显咳嗽、流涕等上呼吸道症状者，加用清肺。1例腹泻重，加入薯蓣固肠。发热者加退热散乙（5～10mg/kg/次）。其中19例有轻、中度脱水的患者，同其他治疗组一样。静脉输入1/2张或2/3张含钾（40毫当量/升）糖盐水，输液的同时禁食24小时。

4. 疗效：20例病儿接受治疗后，腹泻3日以内痊愈者6例；3～5日痊愈者9例；5～7日痊愈者5例。体温情况，3日内退热者14例；3～5日退热者3例；5～7日退热者3例。

按病程日计算，腹泻3天内好转6例（治愈4例），3～5天好转10例（痊愈8例），5～7天好转4例（痊

153

愈8例)。体温情况，3天内退热8例；3～5天退热8例；5～7天退热2例。以病程日观察，可以说明"散剂"效果肯定。腹泻与发热能在短时间内好转，脱水情况很快纠正，其中17例在24小时内脱水完全纠正，有2例在治疗过程中腹泻有反复，经坚持散剂治疗，同时配合第二次禁食和输液而痊愈。

附：病例

例一，患儿冯×× 男孩 10月 病历号56412
于1977年10月25日入院。

诊断：秋季腹泻，中度脱水。

病历摘要：患儿因腹泻三天，发热二天（37℃～38℃），神疲，腹泻于入院前一天加重，一天10余次，大便为稀水蛋花汤样，有腥臭味，伴呕吐，在外曾服黄连素和中药未见效，而收入院。

入院检查：体温37℃，脉搏112次/分，呼吸28次/分，精神烦躁，双眼凹陷，口干喜饮，皮肤干燥，无明显发花，前囟未闭，1×1.5cm略凹，两肺清，心音律整，肝脾不大，四肢活动自如，舌质红，苔薄白。

大便常规：外观稀水蛋花样，镜下脂肪球（＋）。

血常规：白细胞9,253/立方毫米，中性24%，淋巴76%，血色素9.7克%。

大便培养：未培养出致病菌。

辨证：饮食失节，伤及脾胃，腹泻伤阴。

治则：健脾养胃，养阴固下。

方药：加味天水480毫克 胃苓230毫克 参苓260毫克 固肠260毫克

上药为一日量，分 3 次，白开水冲服。同时禁食
24 小时，按中度脱水，补累积损失，以 1/3 张改良达
罗氏液（80 毫升/公斤）。继而以生理需要用 1/3 张糖
盐维持液（70 毫升/公斤），热卡 50 卡/公斤。

10 月 26 日脱水情况纠正，体温 37℃，腹泻减少
（3 次/日），查心肺正常，舌质仍红，苔少，停静点，
开始进食，中药原方继服。

经上治疗，于入院第二日（第四病日），腹泻好转。
第三日（第五病日），体温恢复正常。第五日（第七病
日），痊愈出院。

例二，患儿石×× 男孩 8月 病历号 55997
于 1977 年 10 月 9 日入院。

诊断：秋季腹泻，中度脱水，兼有气管炎。

病历摘要：患儿发热 38℃～39℃六天，伴咳嗽、
流涕，于发热第三天开始腹泻，泻下急迫，为稀水不消
化便、量较多，一天 10～15 次，口渴欲饮，恶心呕吐，
烦躁不安，肌肤灼热而干燥，体温 38℃，眼窝及前囟
凹陷，心音律整有力，两肺呼吸音粗，可闻干鸣音，无
脑征，舌质红，苔少欠津有芒刺，脉细数。

大便常规：外观为稀水样，镜检脂肪球（＋）。

大便培养：未培养出致病菌。

辨证：内伏蕴热，兼感外邪，水泻急迫，阴分已
伤，肺失肃降则上逆为咳。

治则：养阴固下，清热肃肺。

方药：加味天水 480 毫克 胃苓 260 毫克 参苓
230 毫克 清肺 130 毫克 固肠 230 毫克

上药为一日量，分三次，白开水冲服。

10月10日患儿情况明显好转，体温降至正常（36℃），精神好，脱水纠正，大便次数减少一天2次，仍有咳嗽，肺内呼吸音粗糙，可闻干啰音。

停静点，开始食1/2奶10毫升，日5次。继服散剂。

治疗后，于入院第二天腹泻明显好转，体温恢复正常，入院第三天大便正常，住院第四天痊愈出院。

体会：在整理总结金老医师临床经验过程中，我们采用金老医师拟制的散剂，治疗婴幼儿消化不良，收到比较满意的疗效。上述的初步临床观察，对本病的发热、腹泻及精神状态的改变，均能在短时间内好转，但可惜当时金老医师年迈体弱，未能亲自临床指教，加上我们对本散剂的组成、配伍和指导临床的辨证方法，体会不深，运用加减不够灵活，故于临床运用，难免有欠妥之处。

金老医师对泄泻的分类治则，主要是遵循《伤寒论》和《医宗金鉴》有关论述，在临床用药过程中，又吸收了张锡纯固阴止泻的独特见解，并重视吴鞠通阐述的为稚阳未充，稚阴未长的说法，对苦寒辛燥药物的运用很慎重，特别是在治疗脾胃病时更为少用，苦寒不但能伐生生之气，且苦寒性泻而燥，叶天士曾提出：愈苦助燥，劫烁胃液。况在小儿脾常不足的情况下，又患消化不良，更不能妄用苦寒药物。此病在治疗过程中最虑脾胃虚衰，故金老医师以健脾养胃，固阴止泻为第一要旨，常引用《四言脉诀》中"四时百病，胃气为本，脉贵有神，不可不审"的见解，并以胃气的情况作为辨证用药的依据。

治疗泄泻所用散剂的基本方配伍，是以张锡纯加味天水散为主，该方为固阴止泻、清伏热的方剂，用参苓养胃（即《和济局方》的参苓白术散），是健脾养胃化湿，治脾虚泻的方剂；胃苓（平胃散和五苓散的合方），方中重用生山药味甘性平、质黏腻，甘味入脾，液浓益肾，固下焦阴分，又有健脾止泻之功。胃苓散在方中行气利水，使其补而不滞。婴幼儿夏秋季腹泻，致病因素不外外感时邪，内伤乳食，脾胃虚弱等，而且这些因素互为因果。夏季腹泻的特点是时值暑令，暑必挟湿，脾胃易伤，终于导致阳损脾衰。治疗首应以健脾为主。有兼证者，当予加减化裁。16例夏季腹泻的治疗，散剂的加减配方归纳为三组。三组的用药加减均是以健脾养胃，固阴止泻为基础。第一组为热泻，即仲景之葛根芩连汤症。我们本着金老医师加减用药的方法，在基本方中加入香连、清肺，病情很快好转。第二组病人病程较长，腹泻反复不愈，营养发育差，精神疲弱，大便清稀，属脾虚泻，采用健脾养胃为主，加重固涩止泻药而获效。第三组发病急，吐泻症状突出，此时若不和肝降逆，难以缓解病情，故在基本方中加用半夏泻心，取半夏、黄连之清热和胃降逆止呕，病人很快吐止，病情好转。对于秋季腹泻，现代医学已明确为轮状病毒（Rotavirus）所引起，而祖国医学认为时值夏末秋初，暑气未消，秋凉已至，内伏蕴热，外感时邪，加之饮食不节，随之泄泻，易于耗伤阴液，有的患儿一经发病则暴

157

注下迫，阴分更为大伤。故患儿多见肌肤灼热，烦渴引饮，此时固阴止泻极为重要，该 20 例秋季腹泻或病毒性肠炎所应用的散剂，正是在健脾养胃的基础上，加重固阴止泻之加味天水或薯蓣固肠散而收效的。

综上所述，金老医师治疗泄泻的独到之处，是在健脾养胃，固阴止泻的基础上予以加减用药，对于泄泻病人，特别是危重者，治疗时留得一分胃气，便有一分生机。因此认为保护胃气，调养胃气，调整病人本身的抗病能力，在治疗过程中是极为重要的。

四、散剂治疗小儿肺炎 30 例临床观察

1976 年冬～1977 年春，我们开始将"散剂"用于小儿肺炎共 37 例，其中 7 例在治疗过程中，因多种原因或改用汤剂，或合并使用抗菌素，其余 30 例坚持用"散剂"治疗，现将这 30 例作一初步小结：

1. 一般资料分析

30 例病人全部在病房治疗观察，从临床症状、物理检查及 X 线检查，均符合肺炎的诊断（包括腺病毒肺炎 6 例，细菌性支气管肺炎 22 例，混合感染性肺炎 2 例）。

年龄：1 岁以内 19 例，1～2 岁 8 例，2 岁以上 3 例。

性别：男 18 例，女 12 例，男与女为 1.5∶1。

体温：除 3 例不发热，以咳嗽喘为主者外，体温 37.5℃～38℃ 5 例；38℃～39℃ 8 例；39℃～40℃ 14 例。

症型：轻型 11 例，中型 12 例，重型 7 例（按 1964 年儿科学会分型标准）。

2. 临床运用治疗方法和剂量

基本配方组成：

清肺 0.2g，清解 0.18g，牛清 0.16g，清热 0.21g，益元 0.16g，退热乙 0.16g

上方共 1.1 克，为 1 岁小儿一日量，混合分 3 次服，合计每次服散剂约 0.36 克。

病例选择：根据散剂治肺炎或支气管炎方的适应症，凡符合发热，咳嗽，脉浮数或滑数或软数者均可选用上方。

加减法：

①体温在 39℃以上者去牛清、加安宫牛黄散 0.22 克，亦可加万灵 0.15 克。

②发热有汗，去清解，加凉膈 0.19 克。

③表邪尚在，内热不重者，去牛清或减量。

④表已解，仍发热有汗，去清解、加退热 0.22 克。

⑤腹泻，酌减清热，去牛清、益元，加固肠 0.22 克。

⑥腹泻，小便短赤，口干，酌减清热，加桂苓甘露 0.156 克。

⑦腹泻重合并发热至 38℃，去清解、牛清，加薯蓣固肠 0.22 克。

⑧急热抽搐或惊惕不安者，去牛清、益元，加安宫 0.3 克，磁朱 0.3 克，或加千金 0.22 克，凉膈 0.22 克，紫雪丹 0.3 克，酌情选用。

159

⑨若为病毒肺炎，去牛清、清解、益元，加凉膈 0.22克，涤痰0.156克，三角清瘟0.22克，或安宫 0.22克。

3. 治疗效果

30例病儿，接受散剂治疗后，临床症状缓解最早为24小时，最晚10天。平均退热时间，轻型9例，平均2.8天；中型14例，平均3.4天；重型7例，平均6天。

4. 病例介绍

例一，郭××　男孩　1岁半　病案号41118，1977年2月10日入院。

病历摘要：患儿因高热10天伴咳嗽入院，入院前曾用水制青霉素3天，服咳平和本院肺2号汤剂，不见好转而住院治疗。

入院时体温39.8℃，精神疲弱，面色苍白，咳嗽喘促，口周青，查两肺呼吸音粗，右肺中湿啰音，左肺叩浊，苔黄，舌红，脉数。

胸部透视：双肺见片状影，肺气肿。

血常规：白细胞37，700/立方毫米，中性88%，杆状8%，淋巴4%。

免疫球蛋白（国际单位/毫升）IgG90，IgA30，IgM145。

碱性磷酸酶阳性率：100%，积分值300。

西医诊断：支气管肺炎，中耳炎。

辨证：热邪入里，燔灼气液。

治则：清热凉营。

用药：清肺 0.2g　清解 0.18g　凉膈 0.19g　清热 0.22g　万灵 0.15g　一日量，分三次服。

服药三天后（病程第十三天）精神见好，已不喘，尚有咳嗽，查右肺中湿啰音，左肺呼吸音低，叩诊浊。

胸透：右侧肺片状影已消失，左下肺片状影明显。

治疗：继服原方去牛清、清解，加三角清瘟 0.2克，涤痰 0.2克。

服药一周后，病儿一般情况好，胃纳转佳，咳嗽，痰不多，查右肺湿啰音减少，左肺啰音增加。复查血常规：白细胞 13,577/立方毫米，中性 59%，淋巴 39%，单核 2%，免疫球蛋白（国际单位/毫升）IgA70，IgG128，IgM200。

临床痊愈出院，出院前体查：舌不红，苔薄，脉细数，辨证属热邪渐解，阴分暗伤。治法按原方去三角清瘟，加退热。出院半月后追访复查，肺部体征消失。胸透复查肺部正常。

161

例二，皇甫×× 女孩 1岁半 病案号 39850，1977 年 2 月 26 日入院。

病历摘要：患儿因咳嗽十一天，二天来加重入院。入院时体温 40℃，喘憋，口周青紫，鼻搧，精神烦躁，嗜睡交替。

体检：两肺内细湿啰音满布，左下肺叩浊，右下肺呼吸音低，舌红、苔黄，厚腻，脉滑数。

胸部透视：右肺上下可见大片阴影，左下肺见片状阴影。

血常规：白细胞 8141/立方毫米，中性 67%，淋巴 30%，特殊细胞 3%。

硝基四唑氯兰试验（NBT）：11%绝对值 124。

碱性磷酸酶：阳性率 100%，积分值 274。

辨证：痰热蕴肺，深入气营，肺失肃降。

治则：清化痰热，清气透营。

用药：清肺 0.22g　三角清瘟 0.22g　清热 0.22g 退热 0.22g　万灵 0.15g　一日量，分 3 次服。

服药第二天，体温下降至 38℃左右，精神好，咳嗽，喘憋缓解，病情趋于稳定，约一周体温下降（病程 13 天），查体：两肺散在大量中细湿啰音，右侧湿啰音密集。

血常规：白细胞 10293/立方毫米，中性 51%，杆状 2%，淋巴 39%，单核 2%。

于入院第八天（第十八病日），体温正常，精神食纳佳，轻咳不喘，两肺湿啰音明显减少。复查及胸部透视正常而出院。

5. 体会：散剂是祖国医药的一种剂型，早在《黄帝内经》一书中已有丸、散剂型的记载，但真正明确提到散剂是公元三世纪初（东汉末年），张仲景整理总结了当时劳动人民和历代医家的经验，发展了各种剂型（其中包括散剂）。历代医家不断在实践中予以发展充实。过去金老医师在唐山曾用散剂治疗儿科疾病，积累 30 多年的实践经验，受到唐山地区广大群众的欢迎，它的优点是：

①药量少，质量细，适合于小儿服药困难的特点。

②节省药源，例如按常用汤剂的一天量，做成散剂，则一天量能服 30 天。

③散剂是生药直接研成细粉，不经蒸煮熬煎，直接服用，因此能保持原中药性能，适合中医的辨证用药。

④便于储存、携带和服用。

⑤价廉，效果好。按成本价（不算加工）每天只需 0.39 克，合人民币一分三厘钱。

总之散剂符合多，快，好，省，特别适用于小儿。

通过在小儿肺炎的临床应用，我们认识到发掘祖国医学遗产，除了学习古典医学著作外，尚须认真学习老中医的临床实践，并须不断总结，加以提高。

散剂治疗消化不良、秋季腹泻及肺炎临床小结，为金老医师散剂临床治例的一部分，由于仅限于小儿内科，未能全部投入临床使用，其他治疗方法有待今后进一步实践。

【附】 金老医师治疗肺炎发展概况介绍

肺炎为儿科常见病、多发病。本书三部分均以较大的篇幅提到肺炎的理、法、方、药以及治案，小结等。从我院建立中西医结合病房以来，临床病例颇多。在金老医师指导下，以温病法则治疗，经过从辨证施治到固定基本方，进而改革剂型这样几个阶段。为了更好的反映实际运用效果，加强中西医结合，我们的实践可以总结为四个阶段，现以抽样方法概括金老医师治疗肺炎发展情况如下：

第一阶段：辨证论治阶段，1961 年 8 月～1962 年 4 月，共收治肺炎 278 例，其中运用金老医师所论述 10

个方剂（见第一部分）及 11 个证治（见第二部分）。灵活辨证治疗共 161 例，占 57.8%，效果显著。

肺炎辨证有其复杂的一面，除易影响人体正气外，还有年龄、发病日期以及发病前的健康状况等不同情况，因而对重症病例在治疗上困难较多，但由于临床诊断的进一步发展，通过 X 线检查、血检、生化等实验室诊断的协助，以及治疗中氧气的运用和输血、输液等，为观察中药治疗提供了有利条件。

第二阶段，固定基本方。于 1971 年在反复实践第一阶段的基础上，按金老医师的用药规律，缩减为五个基本方，观察了 109 例支气管肺炎，三天内退热者 70 例，64.2%。其方药使用归纳如下：

1. 麻黄　杏仁　生石膏　甘草　银花　连翘芦根

2. 银花　连翘　生石膏　芦茅根　丹皮　白薇生地　白前

3. 芦根　桃仁　杏仁　苡仁　冬瓜仁　贝母滑石

4. 鲜芦根　黄芩　竹茹　杏仁　杷叶　黛蛤散生谷稻芽

5. 沙参　麦冬　五味子　银杏　紫菀　百合炙草

加减法：

高热不退：可重加生石膏、黄芩。

喘重：加苏子。

咳重：加兜铃、白前、紫菀。

憋重：加栝蒌，亦可再加枳壳 3 克。

痰多：加牛蒡子、海浮石或明矾 0.6 克冲服。

抽风：加钩藤，或再加僵蚕、生石决、生龙齿。

食欲不振：加焦楂、建曲。

并发斑疹：加紫草。

用法：

1. 肺炎初起，不论属于哪一型，症见发热、面赤、咳喘、有汗或无汗，口渴，舌质不红或舌尖红，苔白或略厚，脉浮数，可选用 1 方。若苔白厚腻，痰多，便溏泻者，选用 3 方。

2. 肺炎高热持续 5～6 天以上，症见壮热无汗，或汗出而热不解，嗜睡或烦躁，舌红欠津或有芒刺，苔白或黄褐，脉多滑数，可选用 2 方。

3. 轻、中型肺炎，热退后余热未尽，仍有咳嗽者，选 4 方。

4. 重型肺炎，高热退后，或低热不解，或体质虚弱，多汗，气短，舌红少苔或无苔，脉弦细数者，选 5 方。

5. 体弱，反复发病者，一般先按初期治疗法之方 1，继用 5 方加减。若平素脾虚，症见面萎黄，踡卧无声，易腹胀、腹泻者，选用 3 方，再加入加味天水散、赤石脂。

6. 肺化脓症，可选用 1 方加柴胡、黄芩、大青叶、儿茶，亦可选 3 方去滑石，加大青叶、儿茶、桔梗等。

第三阶段：运用金老医师散剂阶段，于 1976 年 12

月7日~1977年3月10日，出院132例肺炎中用中药治疗轻、中型80例，重型23例，占全部病例78$^+$％，用抗菌素治疗轻、中型12例，重型17例，约占22％，可见运用中药治疗的病例，逐年增多，其运用中药汤剂和散剂以及抗菌素治疗的病例，为无选择地由病房医师自选用药。一般以临床好转、咳喘减轻、体温下降等来观察疗效，现仅以退热平均日来判断效果如下：

132例肺炎，轻型64例，中型29例，重型39例，用散剂30例，占全病例的22.7％，其中轻型11例，平均退热2.8天；中型12例，平均退热3.6天；重型7例，平均退热6.5天。运用千金苇茎汤加味者13例，占全病例的9.8％。其中轻型5例，平均退热2天；中型6例，平均退热5天；重型2例，平均退热2天。用麻杏石甘汤加味治疗肺炎者38例，占全病例的29％，其中轻型22例，平均退热2.6天；中型6例，平均退热2.8天；重型10例，平均退热7天。用生脉散加味者22例，占全病例的16.6％，其中轻型12例，平均退热2.8天；中型1例，3天退热；重型9例，平均退热6.7天。使用抗菌素者18例，占13.8％，其中轻型7例，平均退热1.6天；中型3例，平均退热2天；重型8例，平均退热7.6天。中药加抗菌素治疗者11例，占全病例的8.3％，其中轻型1例，1天退热；中型1例，2天退热；重型9例，平均退热3.6天。对照比较，散剂治疗效果较好。提供了改革剂型的新途径。

第四阶段：推广应用散剂阶段。在汤、丸、散剂运用的基础上，证明金老医师所用散剂的优越性。根据金老医师历年来所论述的理论，指导临床用药规律。为了易于掌握运用，进一步拟用三个配方的散剂，便于治疗各类肺炎，其配方如下：

1. 肺Ⅰ散：芦茅根各 150g 桃杏仁各 60g 苡仁90g 贝母 90g 红花 60g 大青叶 150g 广角 60g 公英 90g 元参 90g

2. 肺Ⅱ散：麻黄 15g 杏仁 90g 生石膏 180g 苏子 45g 菖蒲 60g 郁金 90g 银花 150g 连翘150g 黛蛤散 90g 丹参 150g 六一散 120g

3. 肺Ⅲ散：沙参 90g 麦冬 90g 五味子 60g 夏枯草 150g 骨皮 90g 焦楂 90g 丹皮 90g 地丁 150g

以上三种配方均制为散剂，较之金老医师原来的用药更简便，剂量更缩小，药味亦简化了，但仍未离开初用辛凉清解，宣肺止咳定喘；继用生津降逆，益肺滋润等治疗肺炎的基本法则。其用法，一般说肺炎以痰为主者，选用"肺Ⅰ散"；以咳喘为主者，选用"肺Ⅱ散"，若虚象明显，喘而无力，心力偏衰者用"肺Ⅲ散"。见症三者兼而有之，则可同时合用，剂量以 50 毫克/公斤/日计算，分三次服用；若只用Ⅰ散剂，则剂量以100 毫克/公斤/日计算，分 3 次服。此治疗在病房和门诊运用均获满意效果。

总之，在跟随金老医师临床治疗肺炎的过程中，使我们不断加深中医理论与临床治疗的认识。从金老医师治疗一般肺炎，到抢救一些危重肺炎的实践中，看到一般肺炎与危重肺炎之间的内在联系。比如，一般肺炎都具备发热、咳嗽，可以导致发憋、呕吐、食欲不振。根据发热的轻重及时间的长短，病邪在卫、气、营、血的不同阶段，而选用的药物也就有所不同。即使是金老医师用活血化瘀，养阴潜镇等法治疗重症肺炎，仍未离开对一般肺炎的治疗规律。如麻杏石甘汤、千金苇茎汤、生脉散之属，这就说明轻、重症之间，仍有其本质的联系，所不同的不过是入营、入血、心力虚衰，正虚邪实，内闭外脱……等，表现为正邪交争的比例转化不同而已。因此，目前我们治疗肺炎的方法简化了，散剂已非原方，但法则及药物选择仍未离开原有的治则。